chercher une méthode d'autoguérison. J'ai longtemps travaillé dans des environnements stressants, en alternant avec des sports intensifs. Comme beaucoup de gens, je négligeais les raideurs qui me faisaient parfois souffrir.

J'ai finalement développé une hernie discale. La douleur m'a obligée à prendre un congé, à abandonner mes activités de loisir et à accepter une intervention chirurgicale. Après l'opération, la douleur restait présente sans avoir d'explication médicale. J'ai repris mes études et obtenu un diplôme de kinésithérapeute, puis un autre en kinésithérapie du sport. Puis, au cours de mes recherches, j'ai entendu parler du relâchement myofascial et des points trigger. J'ai appris comment ils se formaient dans toutes les zones du corps et provoquaient des symptômes apparemment indépendants. À partir de là, j'ai décidé de transmettre les techniques d'automassage.

Ce livre fournit des informations sur de nombreux points trigger et sur les schémas habituels des douleurs et symptômes associés. J'ai voulu rester hors du jargon médical pour offrir un guide clair des étapes à suivre pour soulager les douleurs dues aux points trigger. C'est le livre que j'aurais aimé avoir quand j'ai commencé ma quête de soulagement de mes douleurs chroniques. J'espère que vous le trouverez utile pour continuer à vivre sans souffrir.

Amanda Oswald

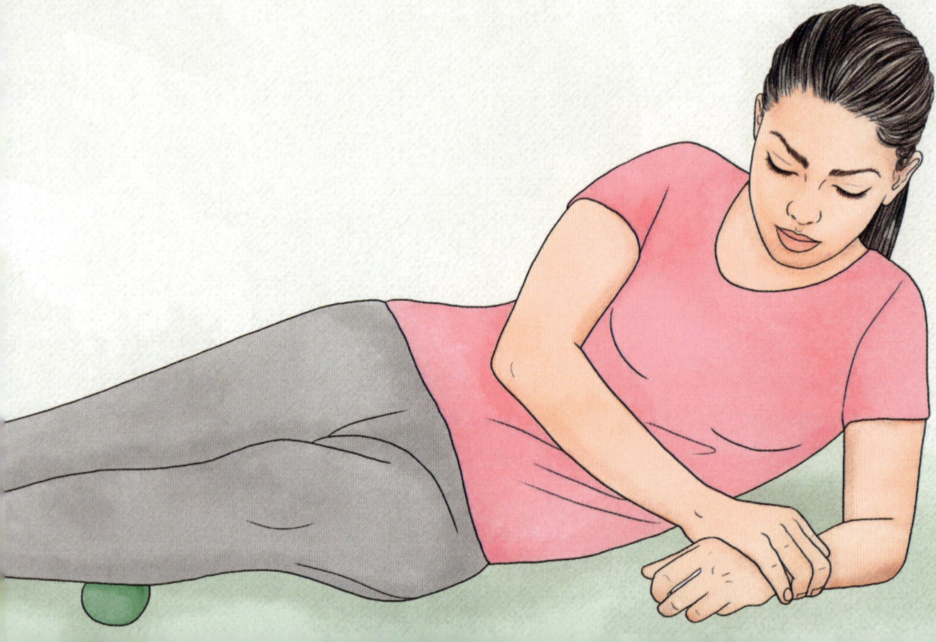

AVANT-PROPOS

Pour beaucoup de gens, la médecine moderne représente littéralement un sauveur. Cependant, de nombreuses personnes cherchent aujourd'hui des moyens de vivre plus sainement et de soigner elles-mêmes leurs problèmes de santé. Ce livre est un guide pratique pour celui qui s'intéresse au traitement des points trigger et qui veut soulager les douleurs parfois chroniques ou mal diagnostiquées.

S'il vous est arrivé de sentir un « nœud » dans votre épaule et de le masser avec vos doigts pour libérer la tension, vous avez sans doute trouvé un point trigger – un nœud de tissu conjonctif sensible au toucher qui provoque une douleur et d'autres symptômes. Les effets d'un point trigger peuvent se faire sentir soit sur son emplacement, soit en un autre endroit du corps – ce qui s'appelle une douleur « irradiée ». C'est la possibilité de ces symptômes décalés qui explique que les points trigger puissent être négligés médicalement et parfois diagnostiqués à tort comme une autre affection.

Dans mon travail de thérapeute, je vois souvent des gens qui connaissent des douleurs chroniques. Beaucoup viennent à moi après des années de souffrance et de différents traitements à la suite desquels ils s'entendent dire… qu'ils devront s'y habituer. Je travaille d'abord pour identifier leurs points trigger, afin de pouvoir soulager leur douleur. J'ai commencé à m'intéresser aux points trigger à cause d'une douleur chronique qui m'a poussée à

POUR COMMENCER

QU'EST-CE QU'UN POINT TRIGGER ?

Les points trigger sont des nœuds que vous trouvez en massant ou en pressant instinctivement une zone de votre corps pour soulager une tension ou une douleur. Ces points forment un tissu conjonctif (fascia) et sont typiquement sensibles au toucher, mais ils peuvent également provoquer d'autres symptômes, soit ressentis sur place, soit irradiés ailleurs dans le corps.

IDENTIFIER LES POINTS TRIGGER

La plupart du temps, les points trigger se forment dans les muscles, mais ils peuvent aussi se trouver dans les ligaments, autour des articulations ou dans les tissus qui enveloppent les nerfs et les os. Certains sont aussi larges qu'une balle de golf, quand d'autres sont aussi minuscules qu'un grain de sable.

La thérapie des points trigger consiste à appliquer une pression directe et soutenue sur les points pour les libérer. C'est différent du relâchement myofascial, un massage doux qui permet d'éliminer les restrictions dans le fascia, le principal tissu conjonctif du corps. Cependant, les deux techniques utilisent une approche similaire pour soulager les douleurs irradiées.

Tout comme les emplacements et les tailles des points trigger diffèrent énormément, les symptômes dérivés sont également variables. De même, le rapport entre un point trigger qui a besoin d'attention et les symptômes décrits par la personne n'est pas toujours évident. Alors que la raideur musculaire et la diminution du mouvement affectent directement la zone entourant le point trigger, la douleur est souvent ressentie en un autre endroit du corps – un phénomène appelé « douleur irradiée ».

Les symptômes d'une affection liée à un point trigger ne sont pas toujours musculaires : ils peuvent aussi inclure des problèmes de vue, de sommeil, de coordination ou d'équilibre.

Les points trigger ne s'insèrent pas facilement dans une quelconque spécialité clinique, c'est pourquoi leur rôle dans l'apparition de symptômes est souvent négligé. Les symptômes provoqués par un point trigger sont souvent mal diagnostiqués et finissent catégorisés comme une affection plus courante.

Trouver les points trigger

Il n'existe pas de planche détaillée des points trigger, puisqu'ils se forment dans des zones différentes selon les personnes. Des schémas comme celui-ci vous aideront à localiser les zones à problèmes.

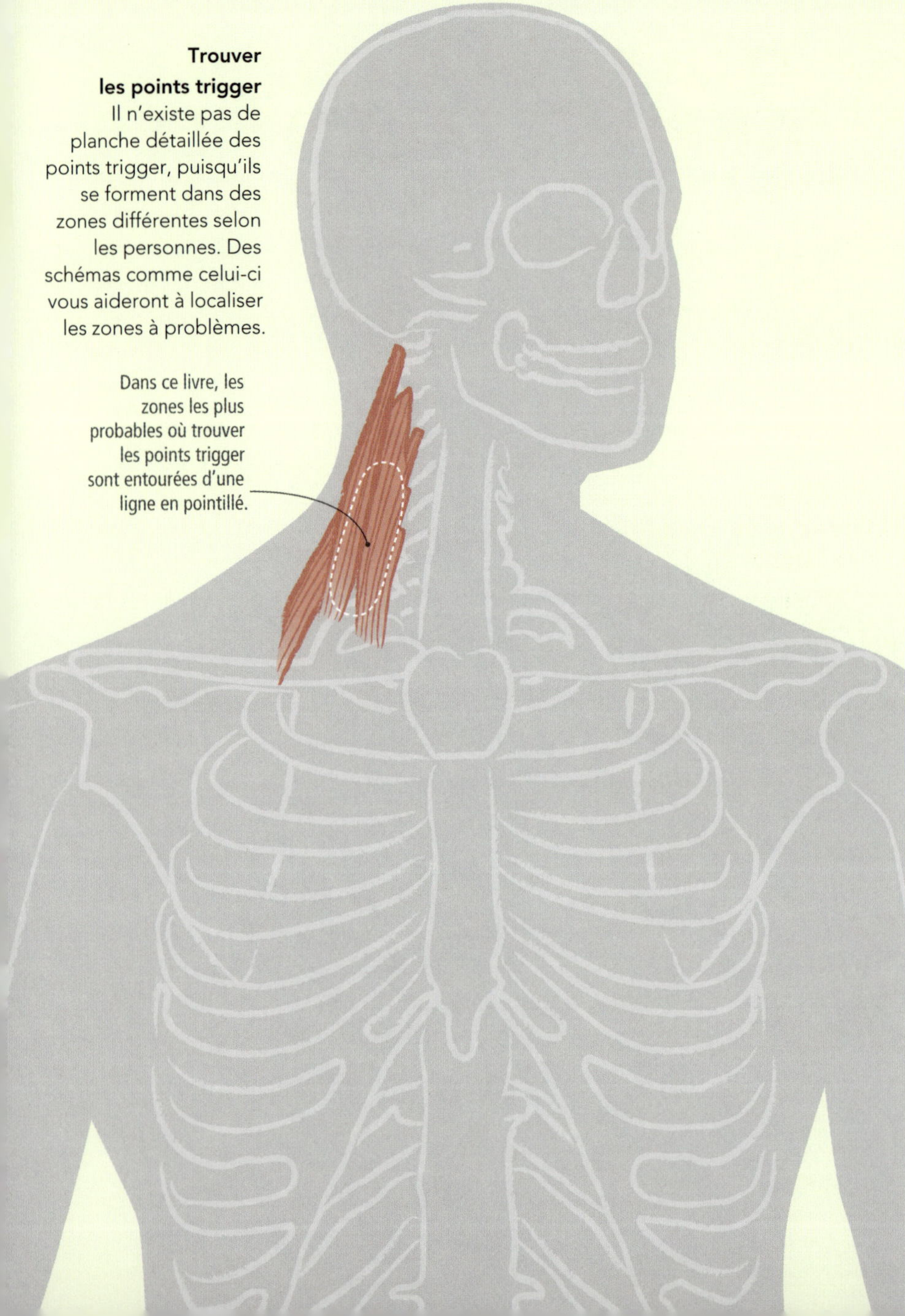

COMMENT APPARAISSENT LES POINTS TRIGGER ?

Tout le monde ou presque peut avoir affaire aux symptômes provoqués par les points trigger à un moment ou à un autre, qu'ils soient le résultat d'un traumatisme, d'un manque d'entraînement musculaire ou de l'usure normale due à la vie quotidienne. Voici quelques-unes des causes les plus courantes de formation de points trigger dans le corps.

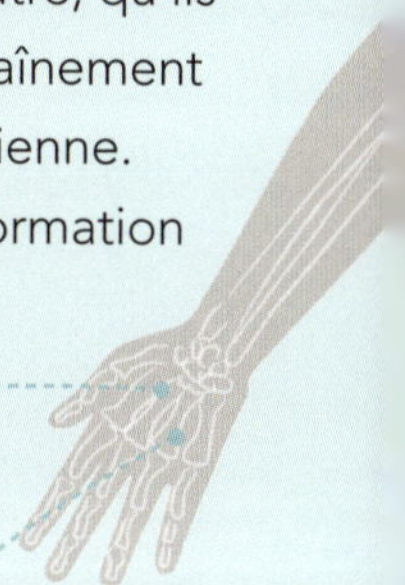

CHIRURGIE ET TISSU CICATRICIEL
Toute opération crée des cicatrices. Certaines sont visibles, quand d'autres sont internes. Une cicatrice développe des restrictions tissulaires qui déclenchent des points trigger.

ACCIDENTS
Tout traumatisme, de la petite éraflure à l'accident grave, endommage les muscles et le tissu mou. En guérissant, il peut se former des restrictions qui se développent souvent en points trigger.

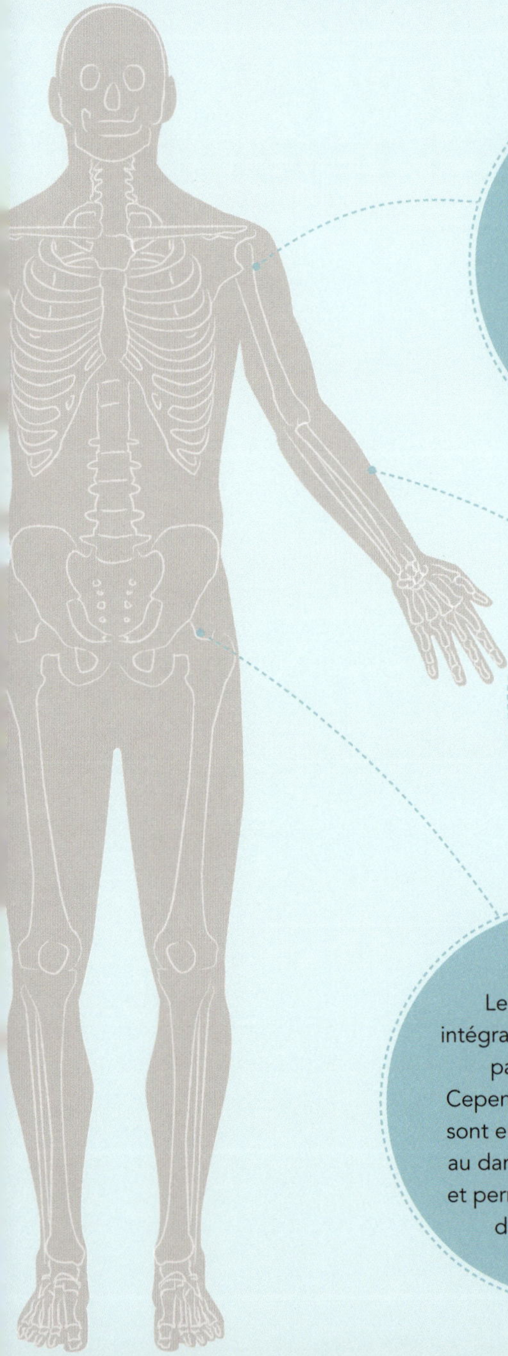

TROP OU TROP PEU D'UTILISATION

De longues heures devant un ordinateur peuvent raidir et coincer certains muscles, comme le fait un exercice sportif trop intense, et des muscles tendus mènent à la formation de points trigger.

POSTURE

Quand nos corps ne sont pas en parfait équilibre, nos muscles travaillent plus dur pour nous garder debout et mobiles. Cela mène à la fatigue musculaire, aux restrictions du tissu mou et, à la longue, aux points trigger.

STRESS

Le stress fait partie intégrante de la vie, et il est parfois bénéfique. Cependant, si nos muscles sont en permanence parés au danger, ils se raidissent et permettent la formation de points trigger.

SE PRÉPARER À TRAITER LES POINTS TRIGGER

Les points trigger sont les conséquences de plusieurs causes : une association d'activités professionnelles et de loisir, avec d'autres facteurs comme la posture et le stress. Les points trigger se forment avec le temps et s'installent si vous répétez les mêmes gestes. Maintenant que vous en savez un peu plus sur les causes possibles du problème, vous pouvez agir différemment pour l'éviter.

COMMENCEZ LE PROCESSUS D'AUTOMASSAGE

Pour commencer à défaire les restrictions qui ont provoqué l'apparition de vos points douloureux, il faut prendre soin de vous. Savoir, c'est pouvoir – plus vous en connaîtrez sur les points trigger, plus vous saurez les traiter et les prévenir. Ce livre est conçu pour vous offrir une meilleure compréhension de ce qu'ils sont et des moyens de les trouver. Tous les points trigger les plus courants sont répertoriés par zone du corps, accompagnés, pour chacun d'eux, d'un schéma de sa localisation. Vous trouverez aussi des résumés des douleurs les plus fréquentes et des points trigger susceptibles de les provoquer. Prenez le temps d'absorber l'information avant de vous embarquer pour un programme d'automassage.

COMPRENEZ LES SYMPTÔMES IRRADIÉS

Pour chaque point trigger, il y a un schéma prévisible de douleur et d'autres symptômes. La compréhension de ces schémas vous aidera à vous soigner au mieux.

CE N'EST PAS UNE SCIENCE EXACTE

Trouver les points trigger nécessite de l'entraînement et occasionne des erreurs. Ils ne sont pas toujours exactement au même endroit chez tout le monde.

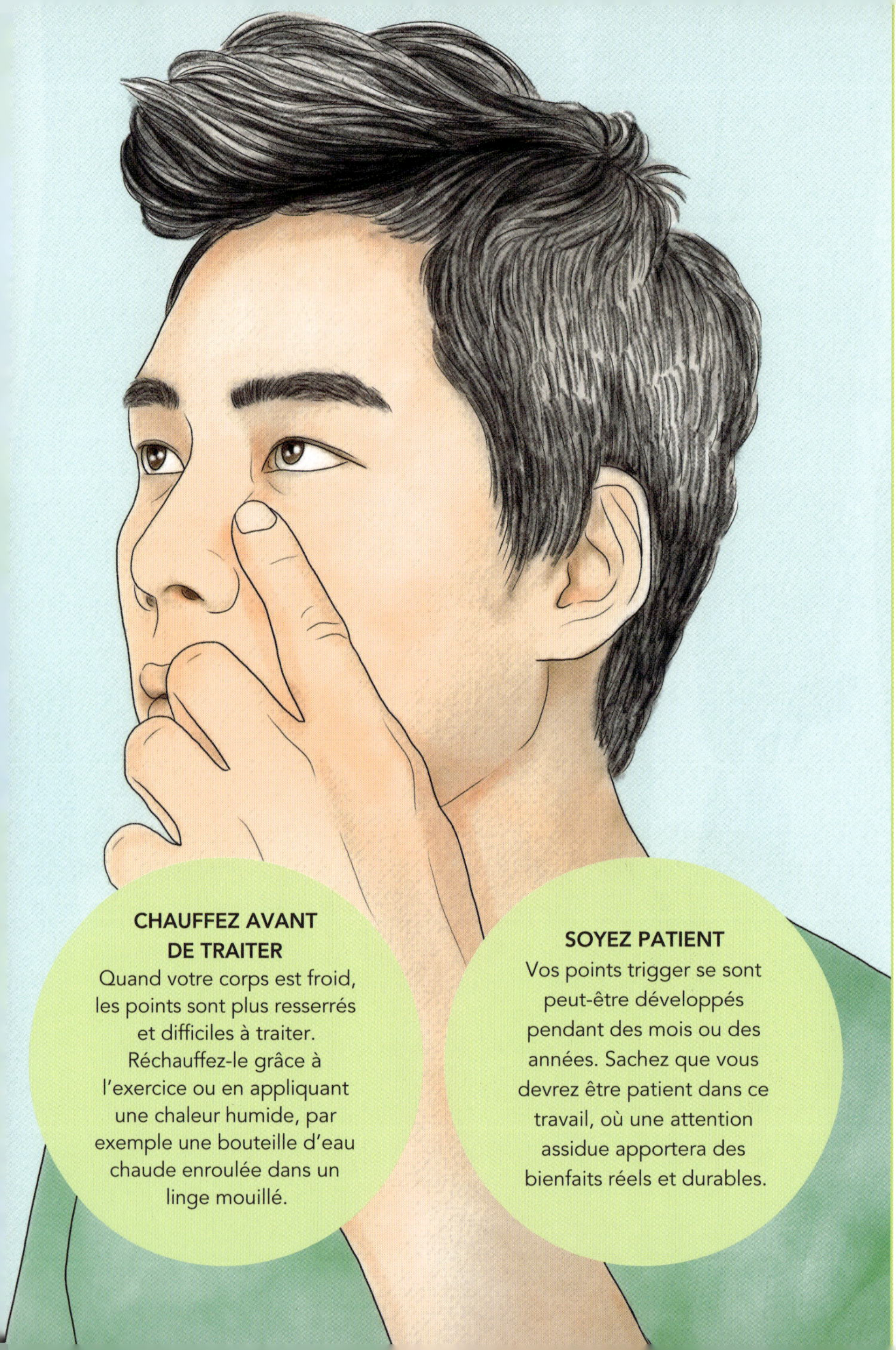

CHAUFFEZ AVANT DE TRAITER

Quand votre corps est froid, les points sont plus resserrés et difficiles à traiter. Réchauffez-le grâce à l'exercice ou en appliquant une chaleur humide, par exemple une bouteille d'eau chaude enroulée dans un linge mouillé.

SOYEZ PATIENT

Vos points trigger se sont peut-être développés pendant des mois ou des années. Sachez que vous devrez être patient dans ce travail, où une attention assidue apportera des bienfaits réels et durables.

PRATIQUE DE L'AUTOMASSAGE

Avec la pratique, l'automassage peut venir à bout des points trigger existants et prévenir de nouvelles formations. Voici quelques principes à suivre pour tirer le meilleur parti de votre autotraitement.

01

APPRENEZ À SENTIR LES POINTS TRIGGER

Vous pouvez les sentir comme des grains de sable, des petits nœuds ou des bosses. Ils sont sensibles au toucher, et certains provoquent une douleur irradiée.

02

COMPRENEZ VOS OBJECTIFS

Quand vous traitez un point trigger, vous pouvez sentir une réduction de la douleur. Le soulagement sera peut-être immédiat, ou prendra un jour ou deux.

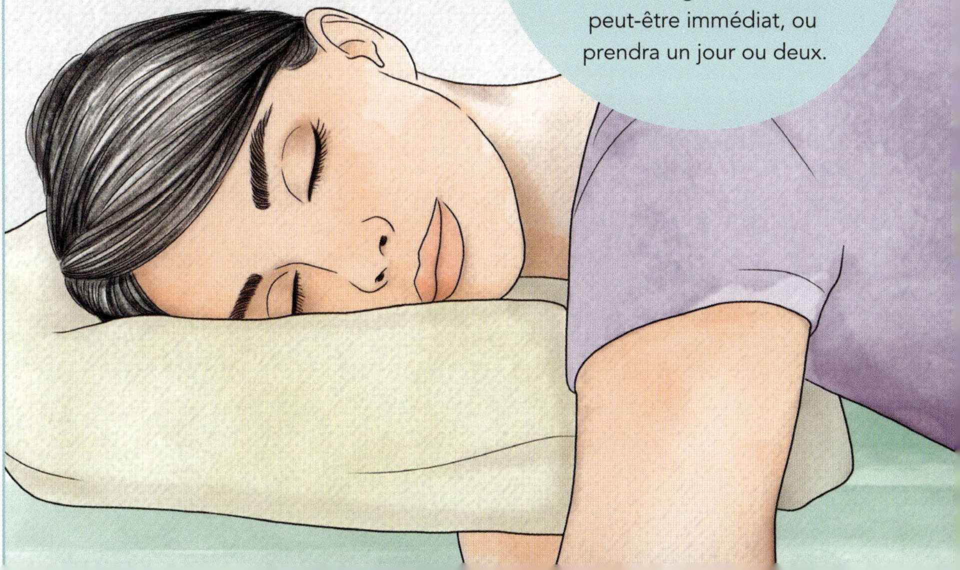

03

UN PEU ET SOUVENT, C'EST MIEUX

Si vous essayez d'en faire trop, cela peut provoquer une irritation et augmenter la douleur. Ne dépassez pas 30 minutes par jour sur quelques nœuds.

04

ÉTIREZ-VOUS APRÈS LE SOIN

Un étirement doux après le travail aide les muscles à se relaxer et prolonge les bienfaits. Évitez les activités énergiques juste après votre soin.

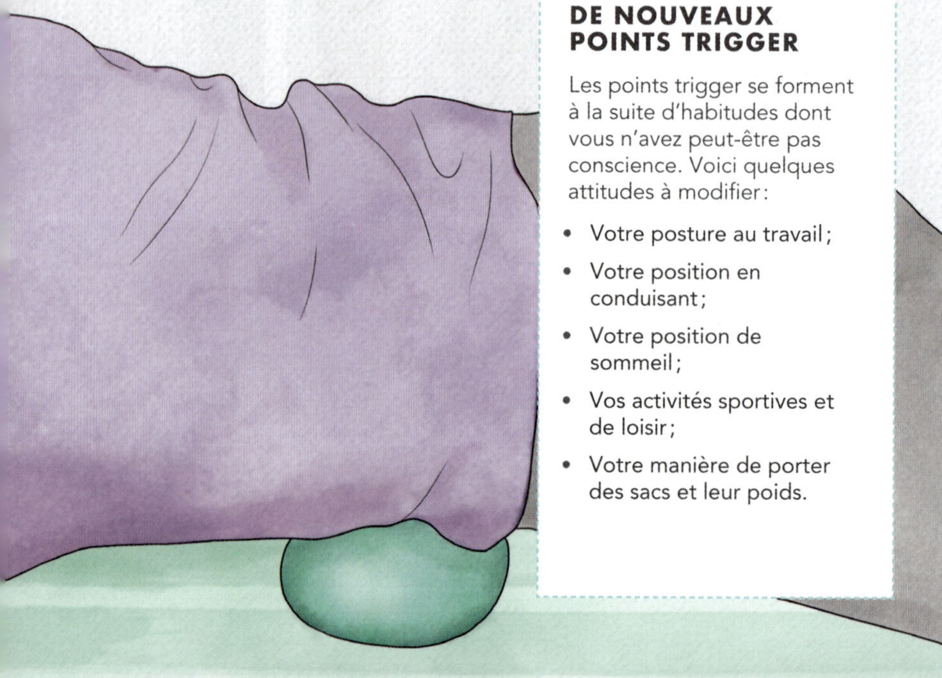

COMMENT ÉVITER LA FORMATION DE NOUVEAUX POINTS TRIGGER

Les points trigger se forment à la suite d'habitudes dont vous n'avez peut-être pas conscience. Voici quelques attitudes à modifier :

- Votre posture au travail ;
- Votre position en conduisant ;
- Votre position de sommeil ;
- Vos activités sportives et de loisir ;
- Votre manière de porter des sacs et leur poids.

COMMENT TRAITER LES POINTS TRIGGER ?

Les points trigger sont douloureux et provoquent des symptômes parfois surprenants. Mais l'automassage est facile et sans danger si vous suivez les techniques et les conseils décrits dans ce livre. Assurez-vous de toujours prendre votre temps et d'écouter votre corps pendant ce travail.

01

Soyez créatif. Il est possible de traiter les points trigger avec les mains, les poings, les pouces, les doigts ou les coudes. Utilisez ce qui vous permet de maintenir confortablement la pression nécessaire pour soulager le point.

02

Travaillez peu, mais souvent. Un travail quotidien apporte les meilleurs résultats. Visez un maximum de 30 minutes par jour, soit en plusieurs séances, soit d'un bloc.

03

Commencez doucement et augmentez. Une pression douce encourage les tissus à se relâcher. Une approche trop rapide et appuyée ne ferait que renforcer les nœuds.

04

Restez dans votre zone de confort. Sur une échelle de 0 à 10, où 0 est sans douleur et où 10 est insoutenable, ne dépassez jamais le niveau 7.

05

Sentez par vous-même. Référez-vous aux pages du point trigger ciblé pour décider de la zone sur laquelle travailler. Tâtez votre muscle jusqu'à trouver le point tendu et douloureux au toucher.

06

Quand vous localisez un point trigger, vous pouvez remarquer ce qui suit : le muscle se contracte sous vos doigts ; la zone est sensible ; une douleur ou d'autres symptômes irradiés apparaissent.

07

Maintenez la pression pendant 90 secondes, jusqu'à ce que la douleur diminue ou que le point trigger se détende. Après 90 secondes, relâchez la pression, même sans changement.

08

Parfois, il n'y aura pas de changement immédiat. S'il n'y a aucune amélioration le lendemain, recommencez ou passez à un autre point trigger. Si une pression statique est inconfortable, essayez de taper profondément ou de malaxer – environ 10 coups rapides sur chaque point.

09

Terminez chaque séance par une série d'étirements doux de la zone travaillée. Essayez de visualiser le nœud du point trigger qui se « démêle » tout seul.

BALLES ET OUTILS DE SOIN

Il n'est pas toujours facile d'atteindre le point trigger auquel vous devez accéder ni de maintenir la pression adéquate. De nombreuses personnes trouvent utile de s'aider d'outils – soit improvisés et choisis parmi les objets usuels, soit spécialisés à acheter en magasin. Voici quelques-uns des outils que vous pourrez trouver intéressants pour votre automassage.

UTILISATION D'OUTILS

Un outil de soin spécialisé pour les points trigger, c'est comparable à un bâton de marche avec des nœuds. Il facilite la recherche des zones difficiles d'accès, comme les omoplates. Ce genre d'outil est particulièrement utile pour les personnes qui ont une force limitée dans les mains et qui ont du mal à exercer une forte pression ainsi que pour celles qui ont des problèmes de mobilité.

UTILISATION DE BALLES

Les balles sont un atout excellent pour les zones difficiles à atteindre avec les mains et les doigts. Vous pouvez par exemple en poser une contre un mur ou sur le sol pour vous appuyer dessus afin de traiter un point trigger situé dans le dos. Pour travailler sur les deux côtés de la colonne vertébrale, deux balles dans un sac sont l'outil idéal – elles vous permettent de traiter la zone sans appuyer sur la colonne elle-même.

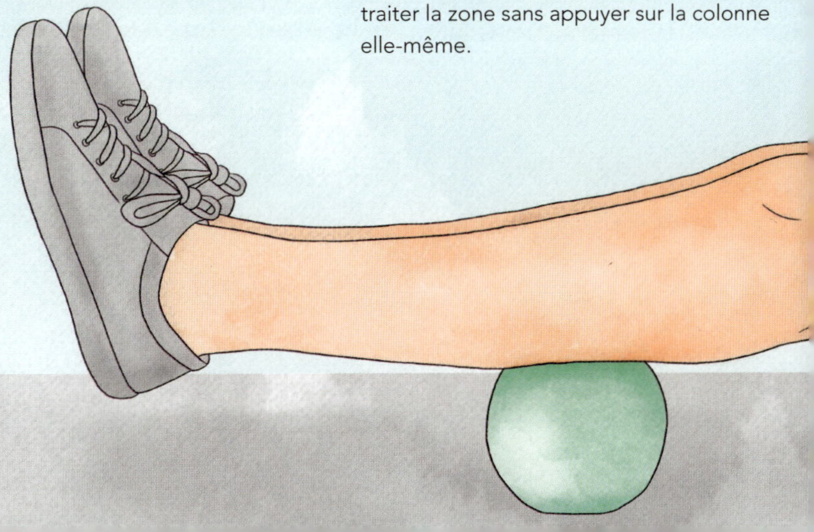

Balles de tennis et de squash

Les balles de tennis fonctionnent bien avec tout le monde, car elles ont la taille idéale pour les points trigger isolés. Une balle plus petite et plus dure, comme celle de squash, s'avère utile pour les pressions plus ciblées. Vous pouvez aussi acheter des balles de différentes tailles et duretés chez les spécialistes.

Ballons gonflables

Les ballons gonflables sont un peu plus gros que les balles de tennis et ont plus d'élasticité. Ils créent une pression plus douce et plus diffuse. Vous pouvez acheter ces ballons par paire avec un sac (pour travailler deux zones proches) et une pompe de gonflage.

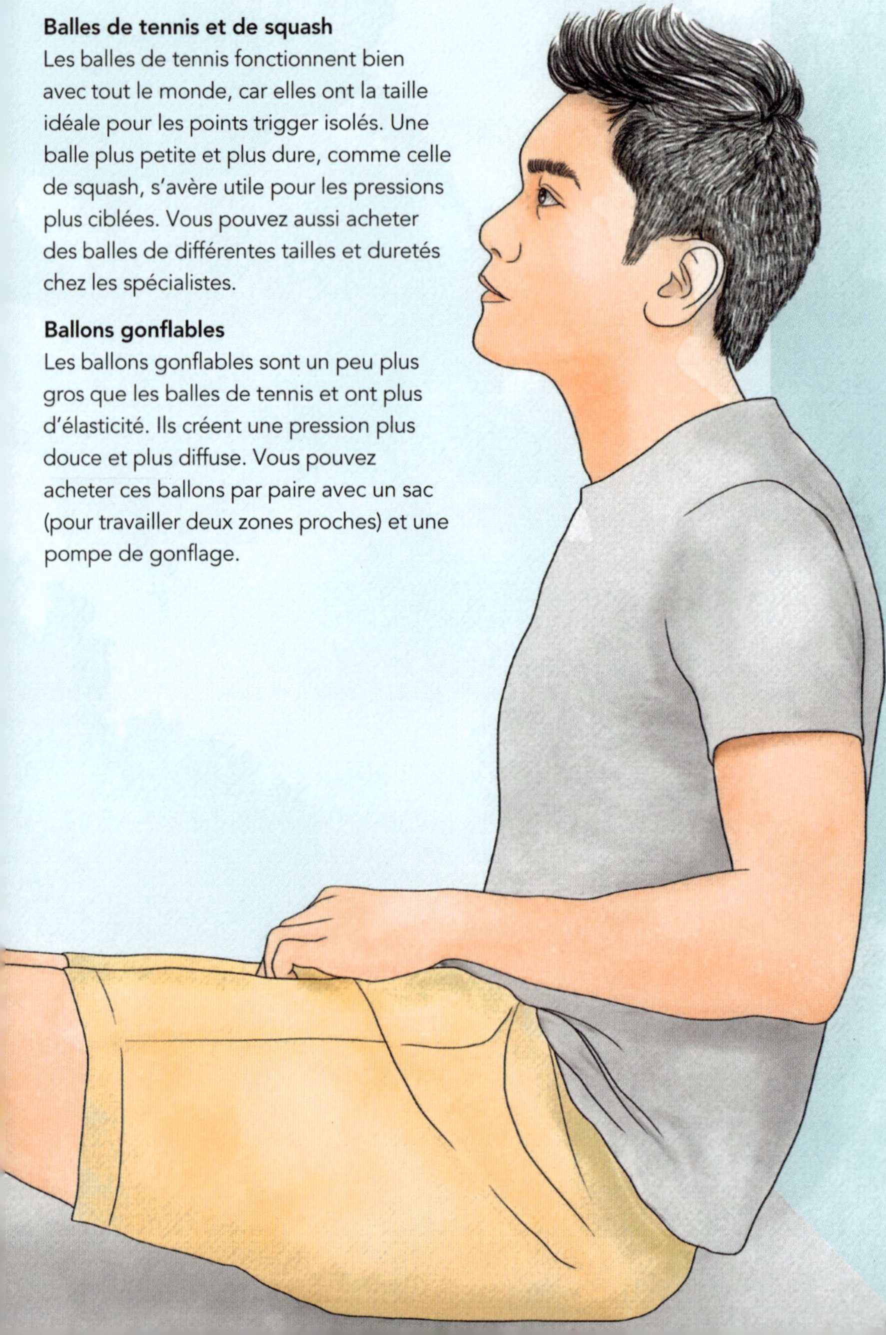

TRAITEMENT DES POINTS TRIGGER

TÊTE ET COU

Maux de tête, migraines et autres cervicalgies figurent parmi les douleurs les plus courantes dont les gens se plaignent. Les points trigger qui provoquent les douleurs dans cette zone se trouvent dans la tête et dans le cou, ainsi qu'en d'autres endroits du corps, comme les épaules et le haut du dos.

COMMENT SE DÉVELOPPENT LES POINTS TRIGGER ?

- Une tension dans le cou, particulièrement si vous passez beaucoup de temps sur l'ordinateur, peut être la cause principale de points trigger affectant la tête et le cou.
- Des muscles tendus, souvent la conséquence d'une blessure à la tête, forment des points trigger douloureux dans cette zone.

SYMPTÔMES DUS AUX POINTS TRIGGER

- Une douleur à la tête qui peut se décrire comme un battement, une pointe, une pression, une piqûre dans l'œil ou une douleur sourde ;
- Des migraines : ses symptômes comprennent la nausée, le vomissement, la sensibilité à la lumière et au bruit, une perturbation de la vision, des vertiges ou, dans le cas des migraines silencieuses, aucune véritable douleur ;
- Une raideur dans les mouvements du cou, surtout pour pivoter d'un côté sur l'autre ;
- Des maux de tête en tension qui font penser à un élastique autour du crâne ou entre le cou et le dessus de la tête ;
- Une migraine ophtalmique qui apparaît d'un côté de la tête, souvent aiguë et accompagnée d'autres symptômes comme un écoulement oculaire. Elle revient généralement par périodes, souvent liée au changement de saison ;
- Des maux de tête quotidiens persistants : des maux de tête qui commencent soudainement sans raison apparente et reviennent tous les jours ;
- Un torticolis, une raideur douloureuse du cou typique d'une mauvaise position pour dormir ;
- Une douleur qui se développe après un coup du lapin, des semaines, voire des mois après l'accident d'origine.

Zones douloureuses
La localisation et la nature de votre douleur à la tête et au cou indiquent les endroits les plus probables où trouver le point trigger responsable.

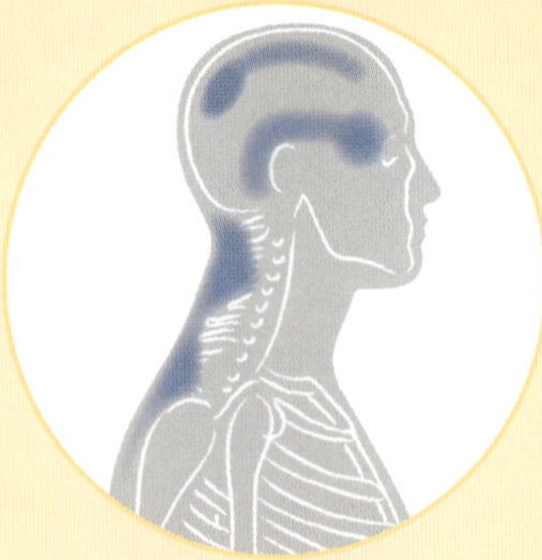

Points trigger probables :
ARRIÈRE DU COU, pages 28-29

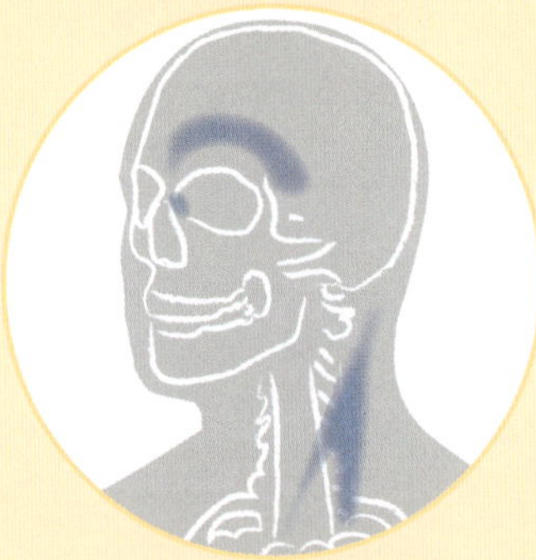

Points trigger probables :
CÔTÉ DU COU 1, pages 30-31

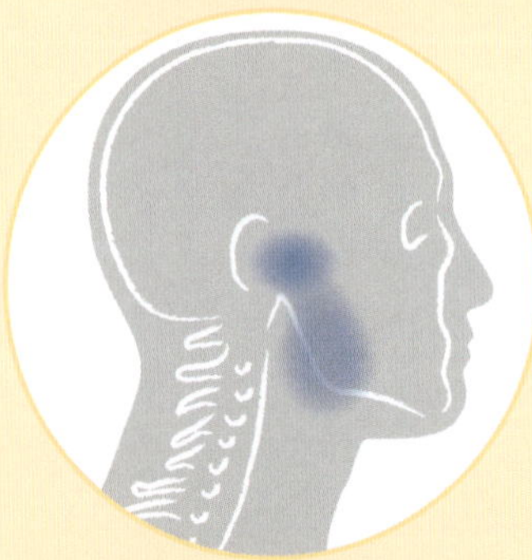

Points trigger probables :
ARRIÈRE DE L'ÉPAULE 1, pages 44-45

Suite ▶▶

Localisations des points trigger

Ces planches anatomiques vous aideront à localiser vos points trigger avant de vous diriger vers les pages qui décrivent la manière de les traiter.

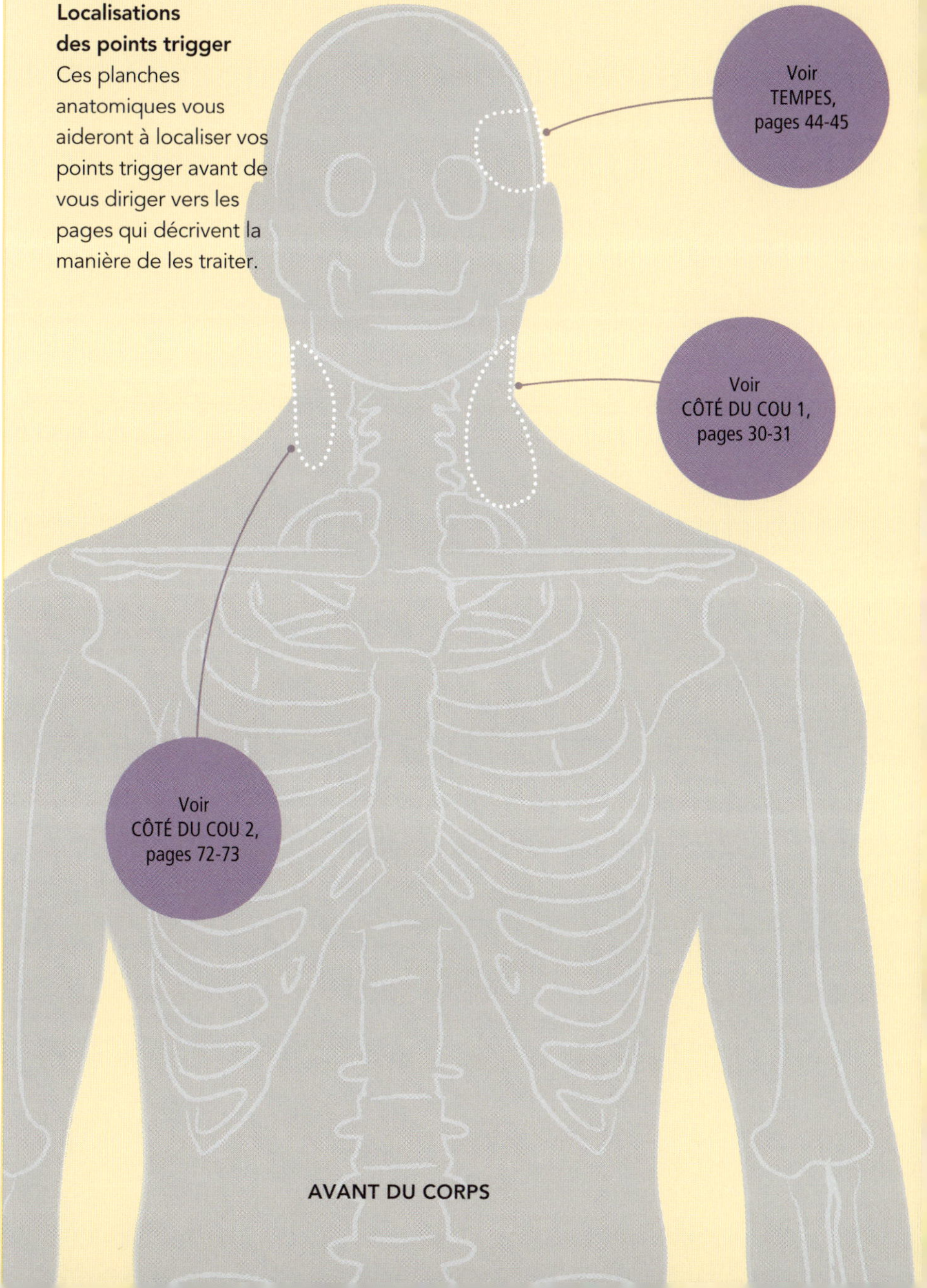

AVANT DU CORPS

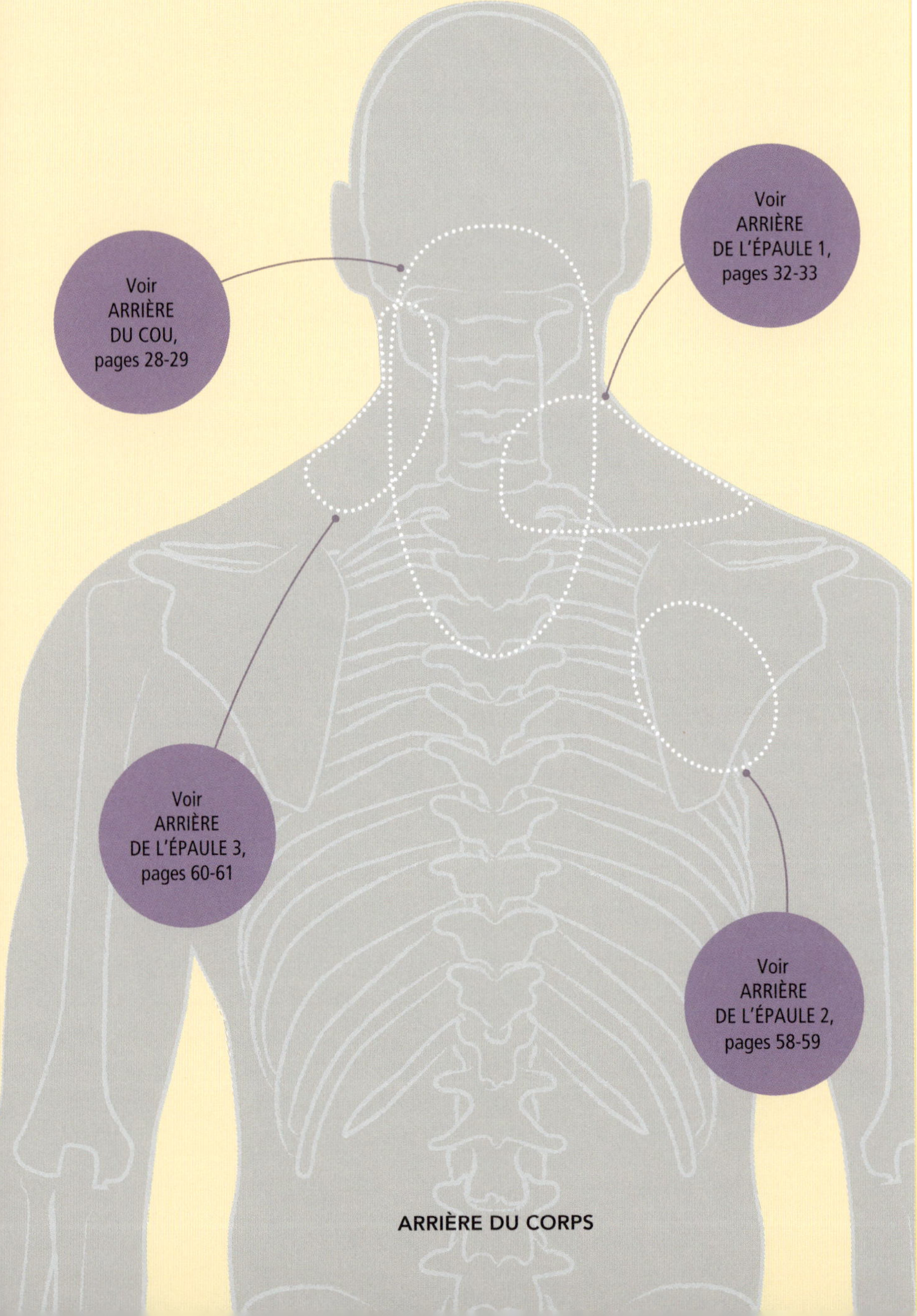

ARRIÈRE DU CORPS

ARRIÈRE DU COU

De nombreux muscles de la colonne vertébrale et du cou s'attachent à la base du crâne, dans la nuque. Les points trigger situés dans cette zone provoquent une raideur du cou, des maux de tête et une douleur brûlante au cuir chevelu. Les points trigger dans les muscles responsables du mouvement oculaire sous la base du crâne provoquent une douleur aux yeux et une perturbation de la vision.

SCHÉMAS POSSIBLES DES DOULEURS

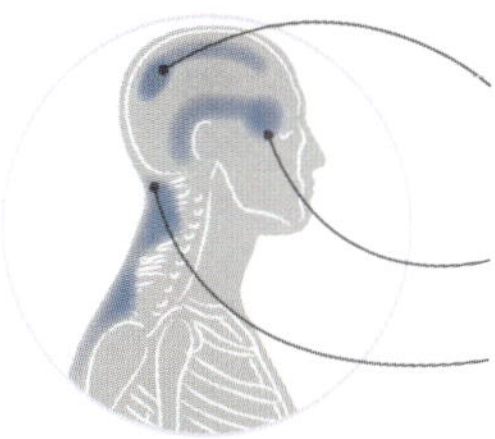

MUSCLES CONCERNÉS

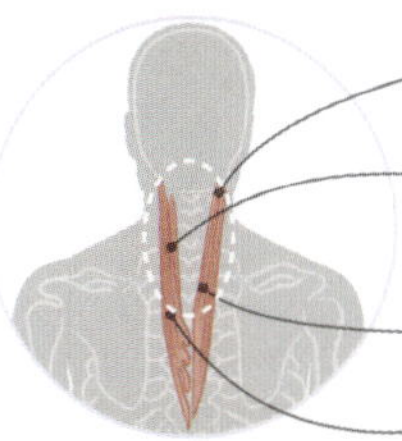

01

Utilisez deux ballons gonflables (voir page 20) pour offrir le niveau de pression douce nécessaire sur cette zone sensible.

02

Allongez-vous à plat sur le sol ou sur un lit, avec un coussin sous la tête.

03

Commencez par disposer les ballons sous la base de votre crâne. Placez-en un de chaque côté de la colonne pour davantage de confort.

04

Posez votre cou sur les ballons. Le poids de votre tête sera suffisant pour libérer les points trigger. Arrêtez quand vous sentez un soulagement ou après 90 secondes.

05

Pour soulager des points trigger situés plus bas, descendez un peu les ballons et recommencez l'étape 4.

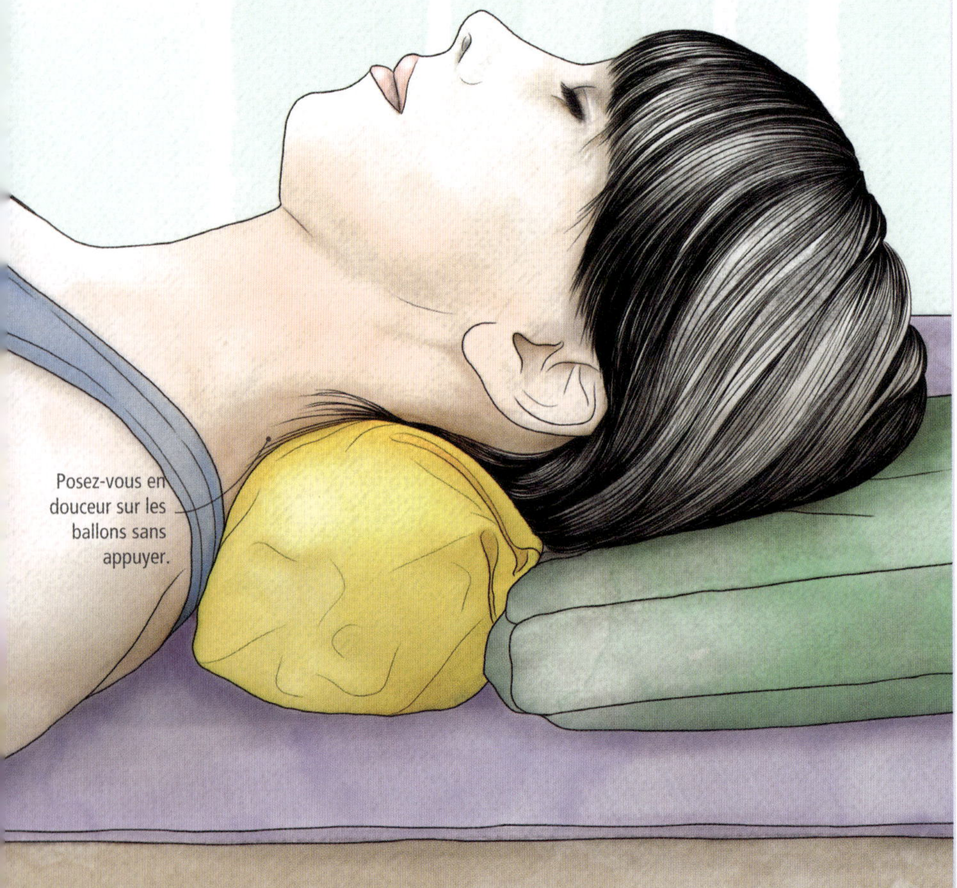

CÔTÉ DU COU 1

Le muscle *sternocléidomastoïdien* s'attache au sternum, à la clavicule et à la mastoïde derrière l'oreille. De chaque côté du cou, ce muscle permet de tourner la tête sur le côté. Les points trigger ici provoquent maux de tête, douleurs dans la gorge, la mâchoire et les sinus, vertiges, acouphènes, blocage des sinus et toux sèche.

SCHÉMAS POSSIBLES DES DOULEURS

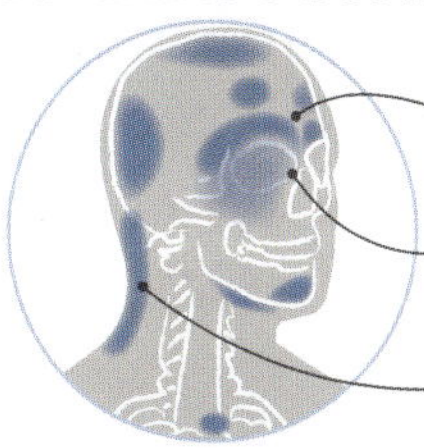

MUSCLES CONCERNÉS

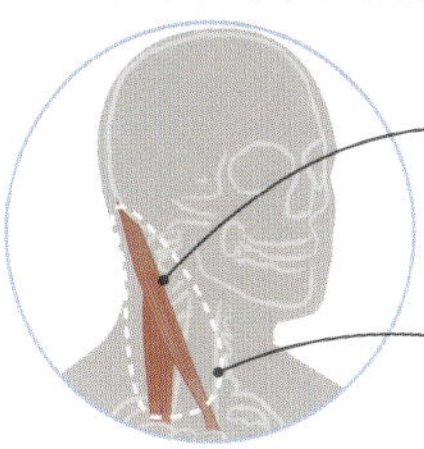

03

Prenez le SCM dans une pince ferme. Il donne l'impression d'une corde glissante qui le rend difficile à attraper, mais, avec de la pratique, vous le sentirez mieux.

02

Pincez le muscle lui-même entre le pouce et les doigts de la main opposée au côté que vous traitez.

01

Relaxez le muscle SCM en tournant la tête du côté que vous voulez travailler en premier. Penchez légèrement la tête vers l'épaule.

04

Remontez le long du muscle depuis la base du cou jusqu'à la mâchoire. Quand vous sentez un point sensible, pincez doucement jusqu'à obtenir un relâchement ou pendant 90 secondes.

05

Pour traiter l'autre SCM, tournez la tête de l'autre côté et reprenez les étapes 2 à 4. Recommencez chaque jour aussi longtemps que nécessaire.

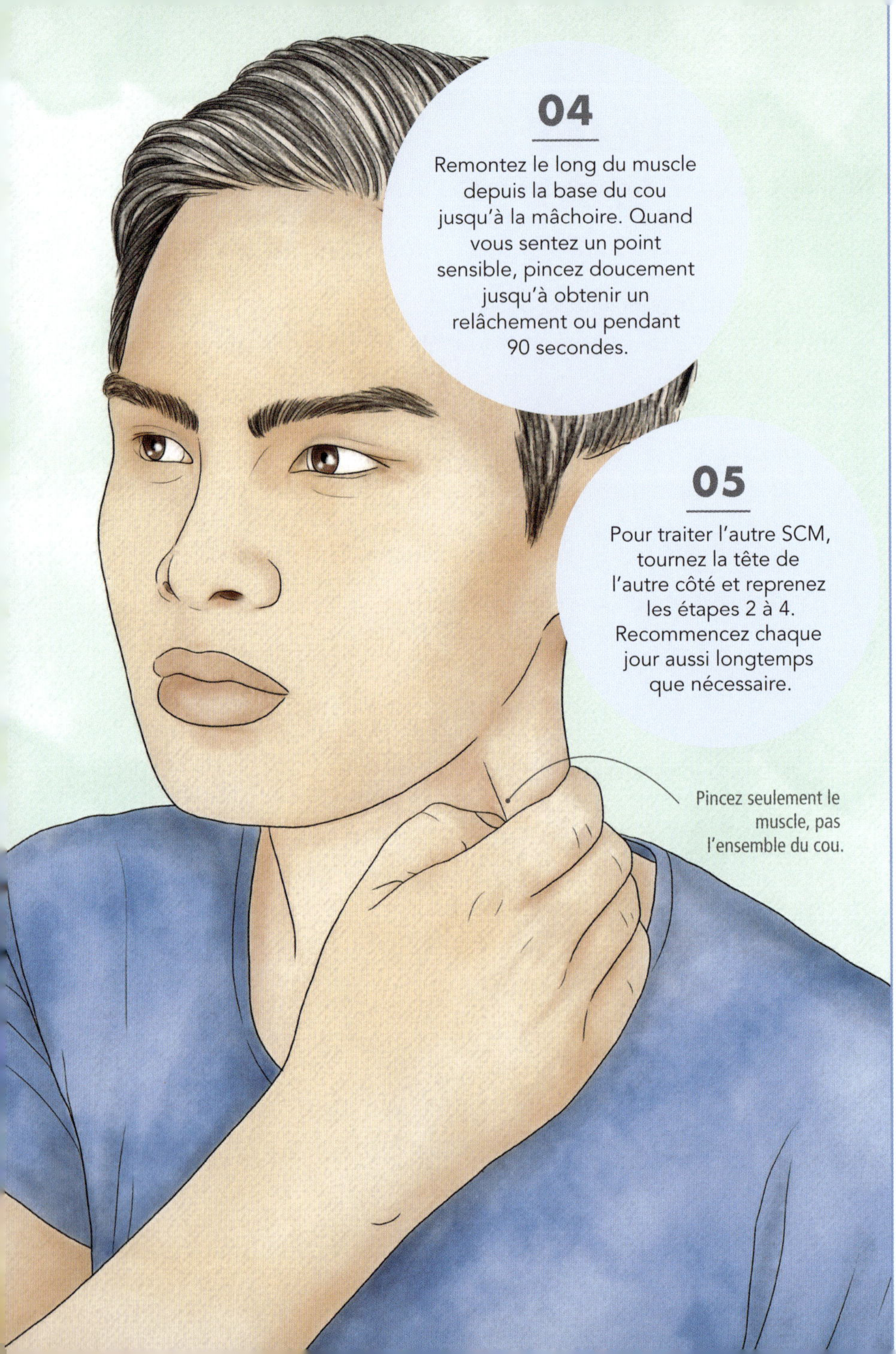

ARRIÈRE DE L'ÉPAULE 1

Les points trigger situés dans la partie supérieure du *trapèze* provoquent des maux de tête en tension et d'autres autour de l'oreille en forme de point d'interrogation. Ils peuvent aussi entraîner une douleur dans la mâchoire et le cou. Vous pouvez traiter ces points avec la main ou à l'aide d'une balle contre un mur (voir page 20).

01

Avec la main opposée au côté douloureux, tâtez le haut du *trapèze*, sur le dessus de l'épaule. Posez les doigts sur l'épaule, près de la base du cou.

02

Pincez le muscle entre les doigts et le pouce pour chercher des points trigger. Ils sont sensibles au toucher et peuvent recréer des douleurs à la tête, à la mâchoire ou au cou quand ils sont pressés.

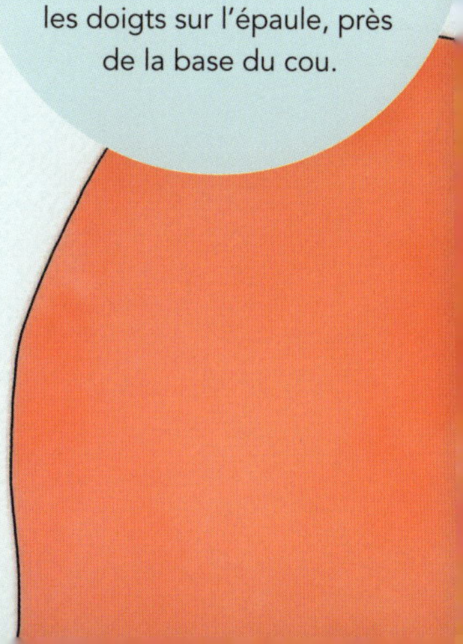

SCHÉMAS POSSIBLES DES DOULEURS

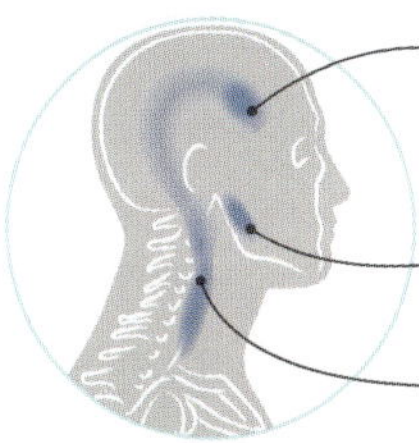

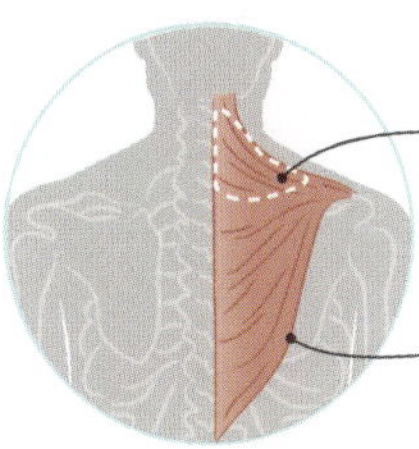

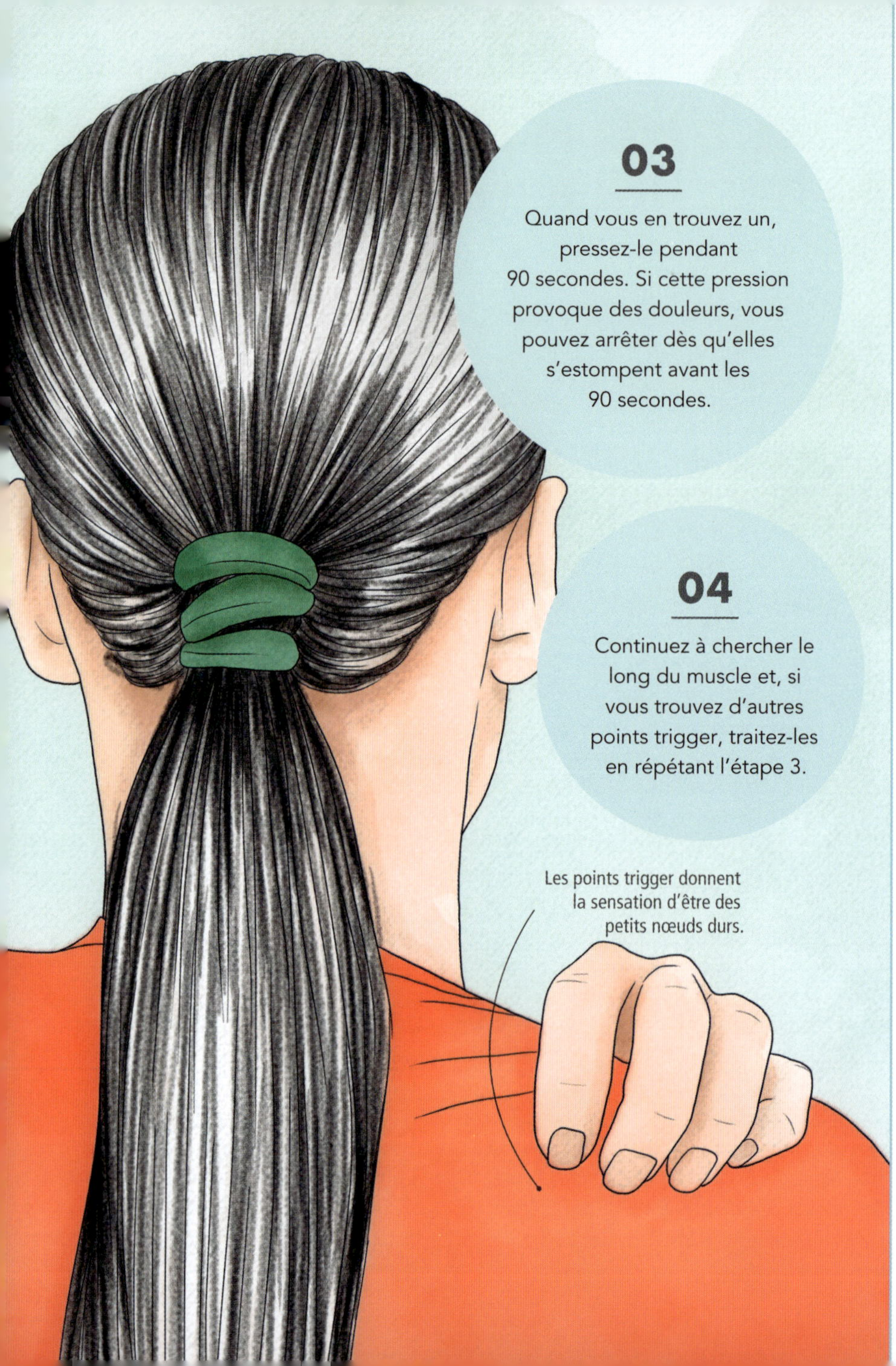
Les points trigger donnent la sensation d’être des petits nœuds durs.

03

Quand vous en trouvez un, pressez-le pendant 90 secondes. Si cette pression provoque des douleurs, vous pouvez arrêter dès qu’elles s’estompent avant les 90 secondes.

04

Continuez à chercher le long du muscle et, si vous trouvez d’autres points trigger, traitez-les en répétant l’étape 3.

MÂCHOIRE, OREILLE ET VISAGE

La cause la plus commune de douleur faciale est un groupe d'affections appelées « syndromes algodysfonctionnels de l'appareil manducateur » (SADAM). La douleur dans ces zones est souvent due aux points trigger dans les muscles du visage, de la mâchoire, de la bouche et du cou.

COMMENT SE DÉVELOPPENT LES POINTS TRIGGER ?

- Pour leur taille, les muscles des mâchoires sont les plus forts du corps humain. Le fait de serrer les dents, souvent à cause du stress, peut former des points trigger dans cette zone.
- Le bruxisme – centré ou excentré – est le fait de grincer des dents durant le sommeil et peut développer des points trigger dans la mâchoire. Le port d'un protège-dents change la façon de mordre et peut en provoquer d'autres.
- Garder la bouche ouverte très longtemps, comme lors d'un travail dentaire prolongé, peut provoquer des points trigger.
- Les points trigger dans la mâchoire peuvent irradier la douleur et d'autres symptômes dans une zone plus large allant jusqu'aux oreilles et jusqu'à l'intérieur de la tête.

SYMPTÔMES DUS AUX POINTS TRIGGER

- Une douleur à la mâchoire et au visage, y compris une grande douleur ressentie dans les deux articulations des mâchoires, surtout pendant la mastication ;
- Des bruits de claquement et de cliquetis dans la mâchoire et une difficulté à ouvrir et fermer la bouche ;
- Une douleur faciale et d'autres symptômes comme une perturbation de la vision, un écoulement oculaire, un blocage des sinus et un engourdissement ;
- Des acouphènes, ce bruit dans les oreilles décrit comme une sonnerie, un bourdonnement, un ronflement, un grincement, un sifflement ou un vrombissement. Les acouphènes s'aggravent généralement la nuit et, dans certains cas, quand la tête est penchée dans une certaine position. Pour d'autres, le phénomène est lié à la tension artérielle.

Zones douloureuses
Évaluez le type de douleur et son emplacement dans la mâchoire, l'oreille et le visage pour vous aider à localiser les points trigger susceptibles d'en être la cause.

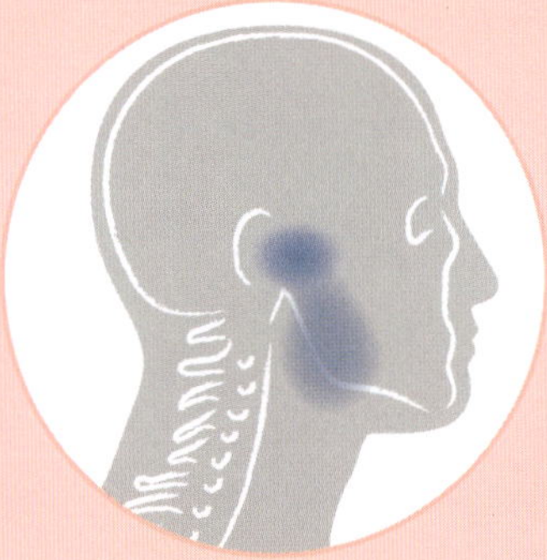

Points trigger probables :
MÂCHOIRE, pages 38-39

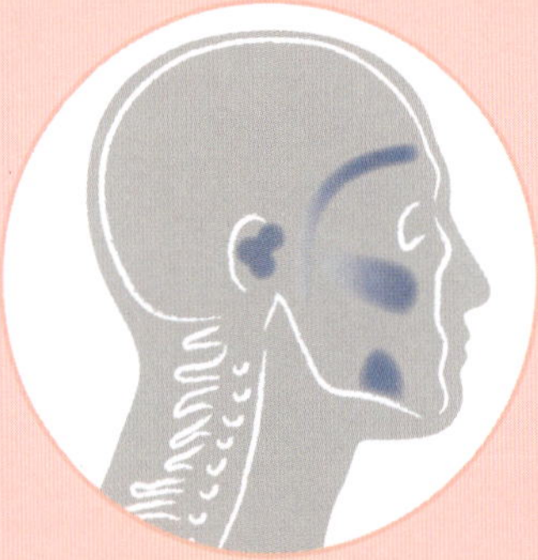

Points trigger probables :
INTÉRIEUR DE LA BOUCHE 1, pages 40-41

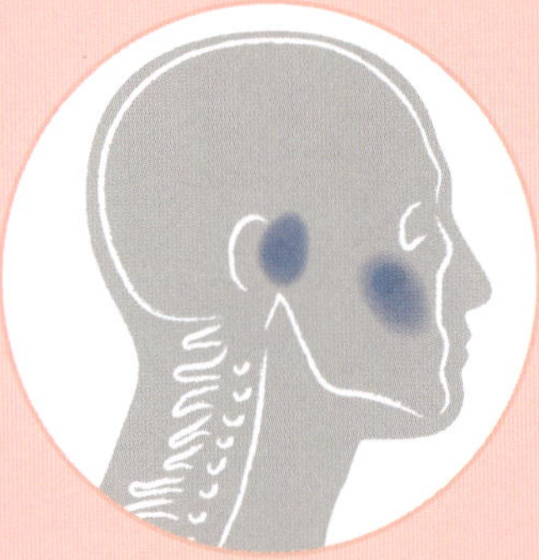

Points trigger probables :
INTÉRIEUR DE LA BOUCHE 2, pages 42-43

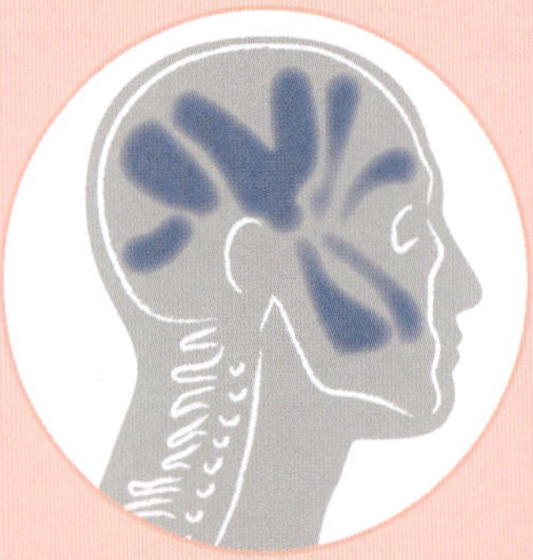

Points trigger probables :
TEMPES, pages 44-45

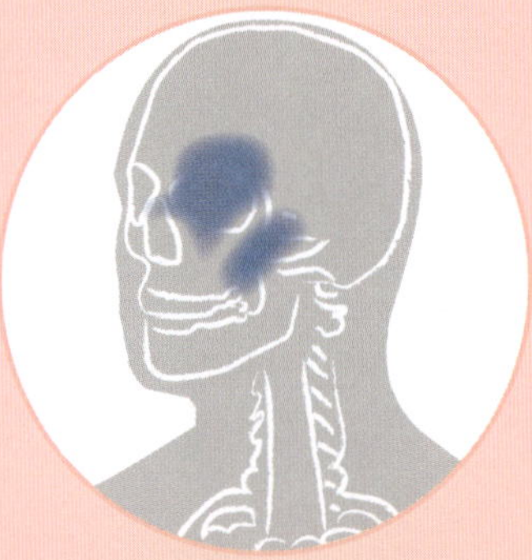

Points trigger probables :
VISAGE, pages 46-47

Suite ▸▸

Localisation des points trigger

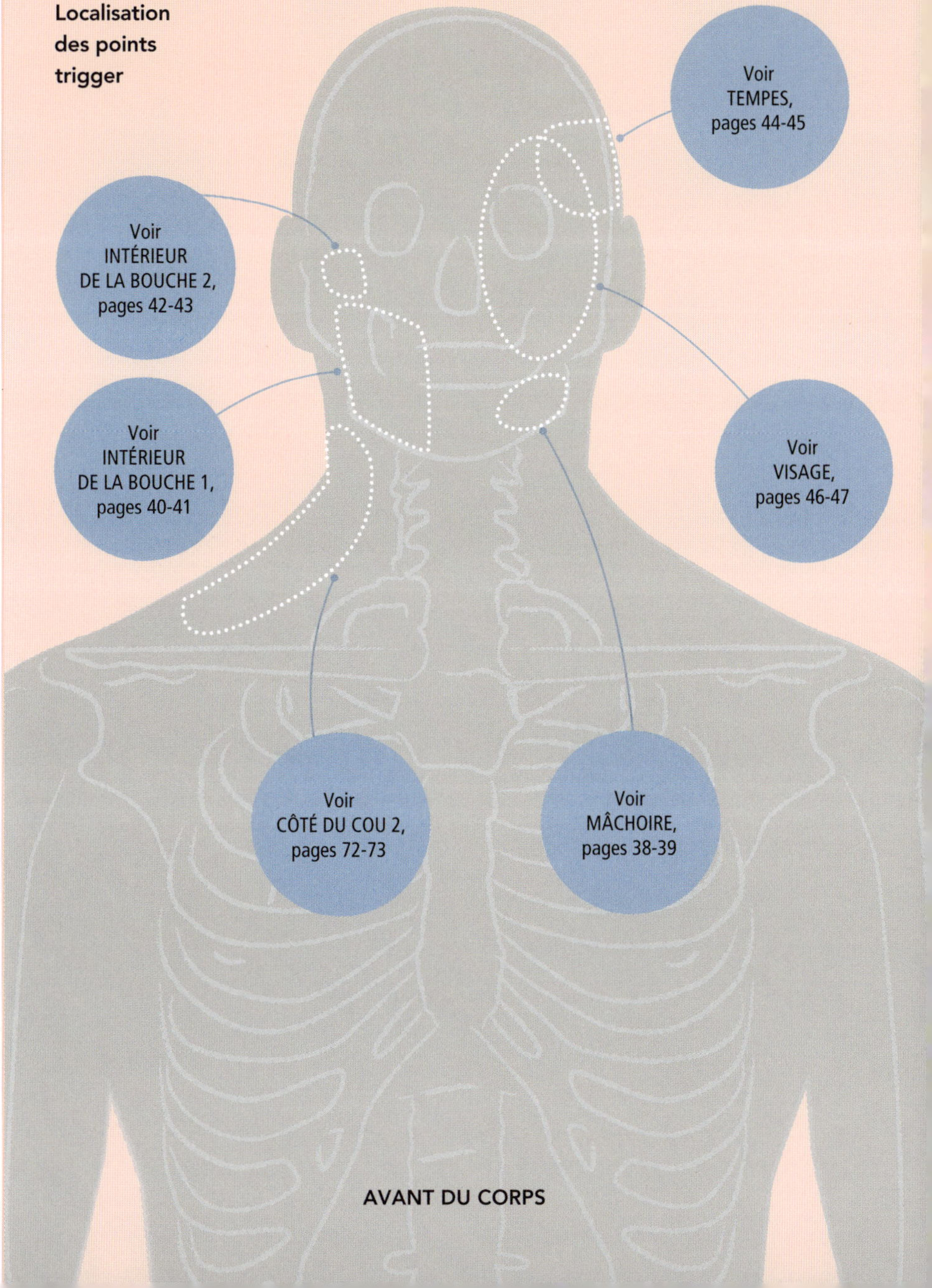

AVANT DU CORPS

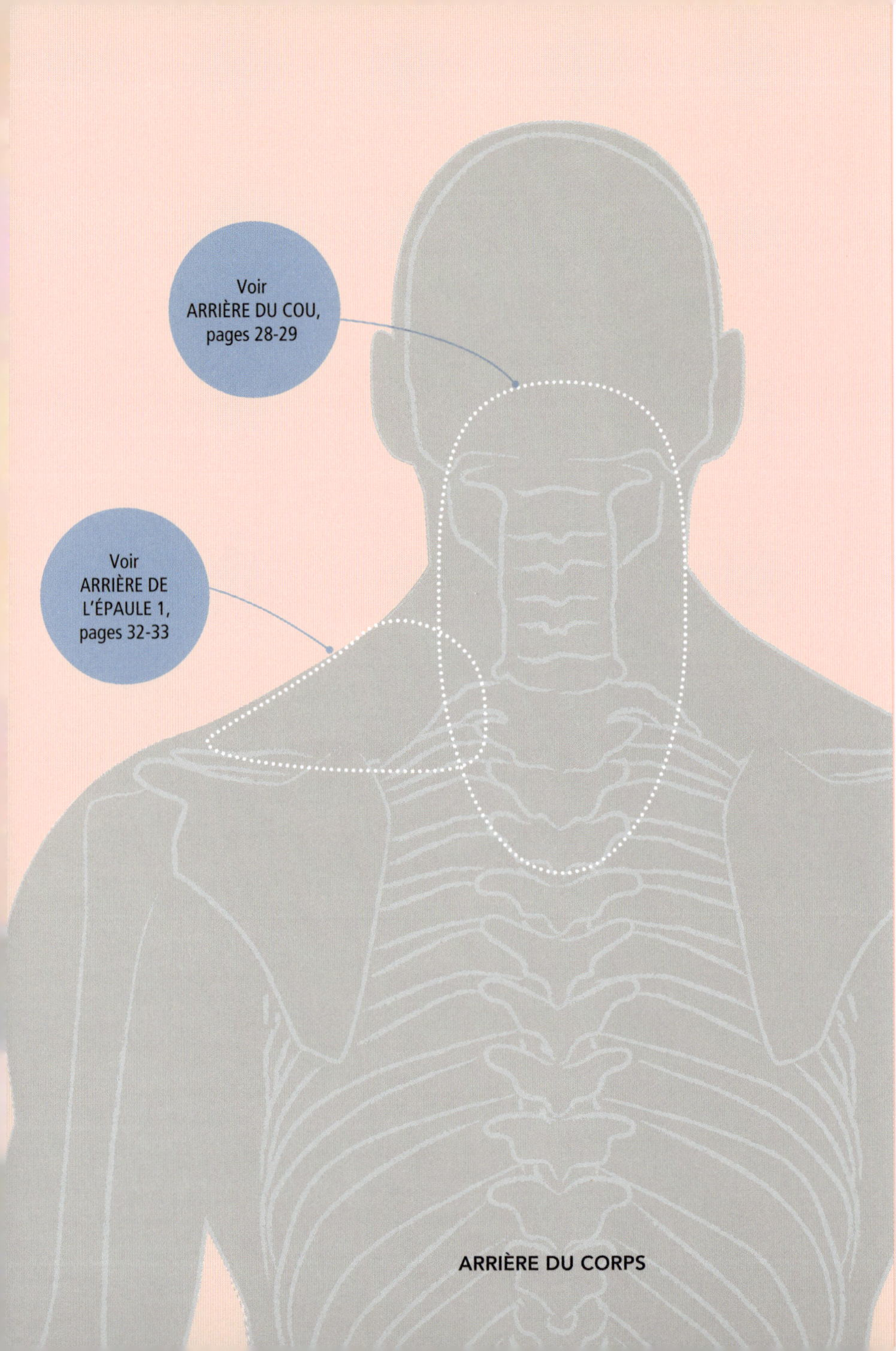
Voir
ARRIÈRE DU COU,
pages 28-29
Voir
ARRIÈRE DE
L'ÉPAULE 1,
pages 32-33
ARRIÈRE DU CORPS

MÂCHOIRE

Les muscles autour de la mâchoire peuvent être tendus, en raison du stress ou d'un travail dentaire prolongé. Les *ptérygoïdiens médiaux* se trouvent dans la mâchoire inférieure, l'un à droite, l'autre à gauche, en face des *masséters* (voir pages 40-41) situés à l'extérieur. Les points trigger ici provoquent une douleur à la mâchoire, à la gorge, à la bouche et au visage. Ils peuvent même empêcher d'ouvrir la bouche.

SCHÉMAS POSSIBLES DES DOULEURS

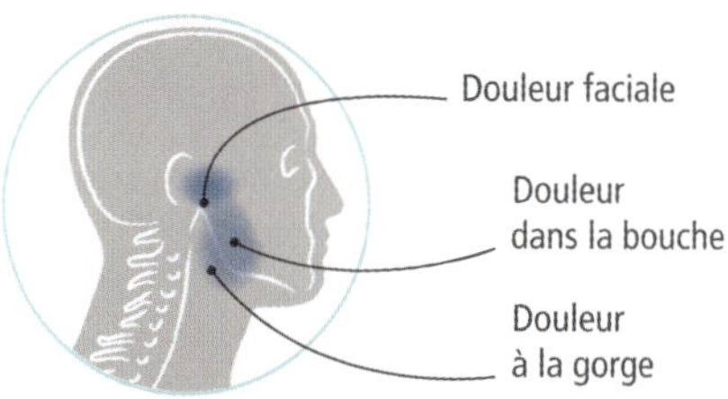

MUSCLES CONCERNÉS

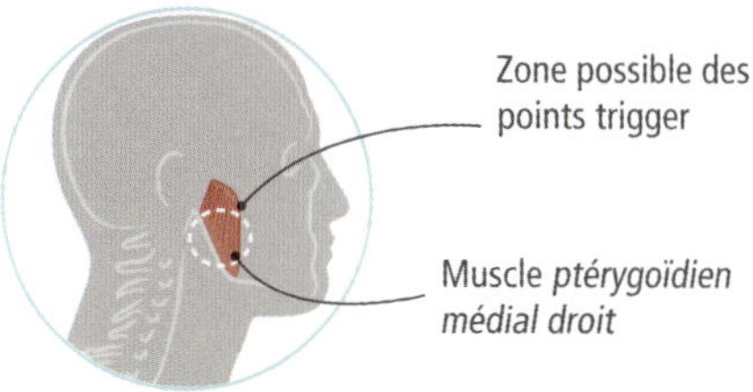

01

Du même côté que la douleur, tâtez du pouce le coin de votre mâchoire, juste au-dessous de l'oreille.

02

Revenez légèrement vers le menton jusqu'à trouver une encoche sous l'os.

03

Pressez le pouce directement sur le tissu mou à l'intérieur de l'os. Augmentez progressivement la pression, car cette zone peut être extrêmement sensible.

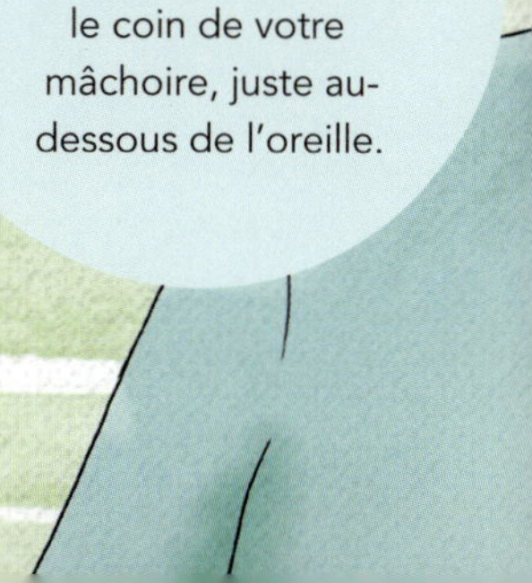

04

Si le fait d'appuyer à cet endroit vous fait saliver, vous êtes allé trop loin le long de l'os et vous êtes sur une glande salivaire, revenez un peu en arrière.

05

Continuez à presser jusqu'à sentir un relâchement. Arrêtez après 90 secondes s'il n'y a pas de changement.

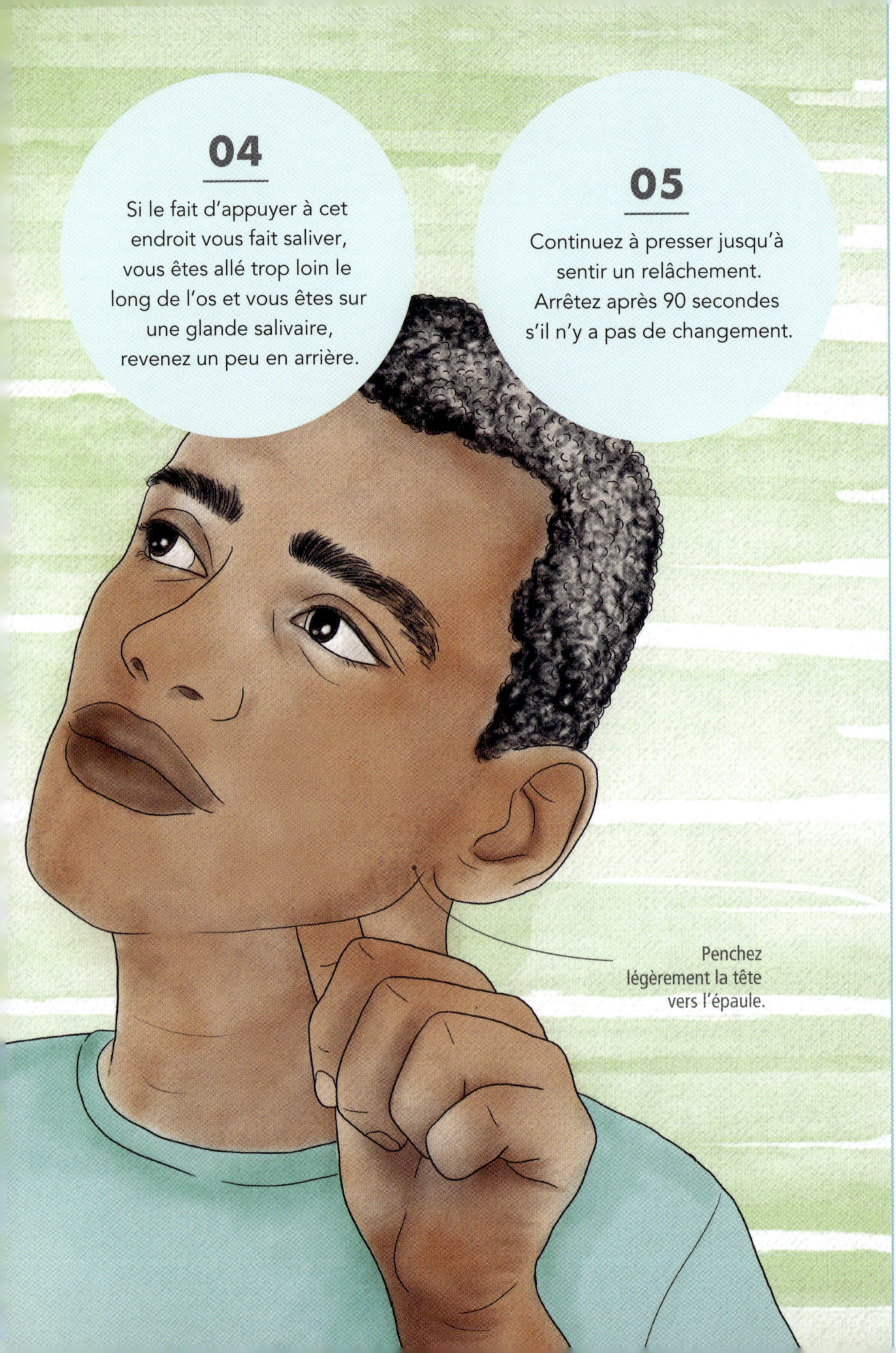

INTÉRIEUR DE LA BOUCHE 1

Le *masséter* vous permet de mâcher, et, pour sa taille, c'est le muscle le plus fort du corps humain. Des points trigger à cet endroit provoquent des douleurs aux muscles du visage, aux mâchoires, aux dents, aux oreilles, des maux de tête et des démangeaisons auriculaires. Ils peuvent se former suite au grincement de dents nocturne, ou réciproquement, le provoquer.

SCHÉMAS POSSIBLES DES DOULEURS

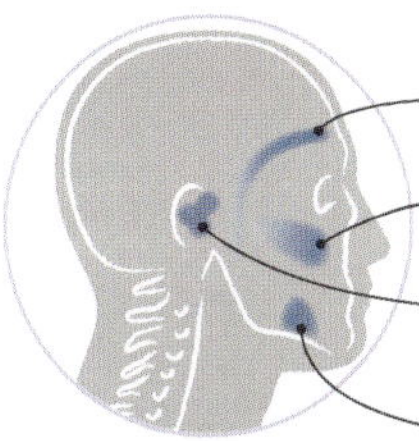

MUSCLES CONCERNÉS

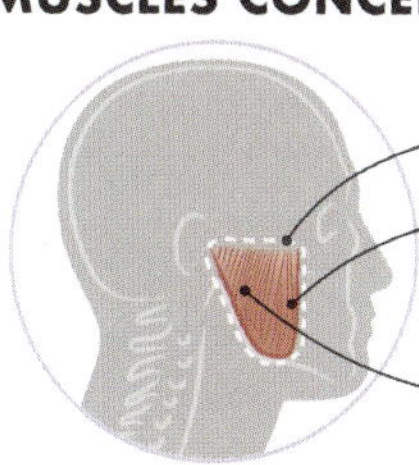

03

Pour localiser le *masséter*, serrez brièvement les dents et vous le sentirez s'épaissir juste devant l'os.

02

En laissant pendre votre mâchoire, glissez votre pouce à l'intérieur de la bouche, entre les dents et la joue. Descendez le plus possible vers l'os de la mâchoire.

01

Utilisez la main opposée au côté douloureux que vous allez traiter.

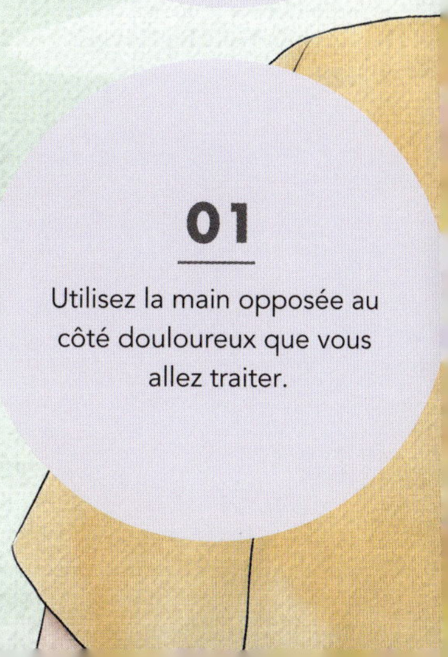

04

Relâchez la mâchoire, puis massez doucement tout le muscle entre le pouce et les autres doigts.

05

En vous déplaçant le long du muscle, arrêtez-vous sur les points trigger rencontrés et pressez doucement jusqu'à relâchement ou pendant 90 secondes.

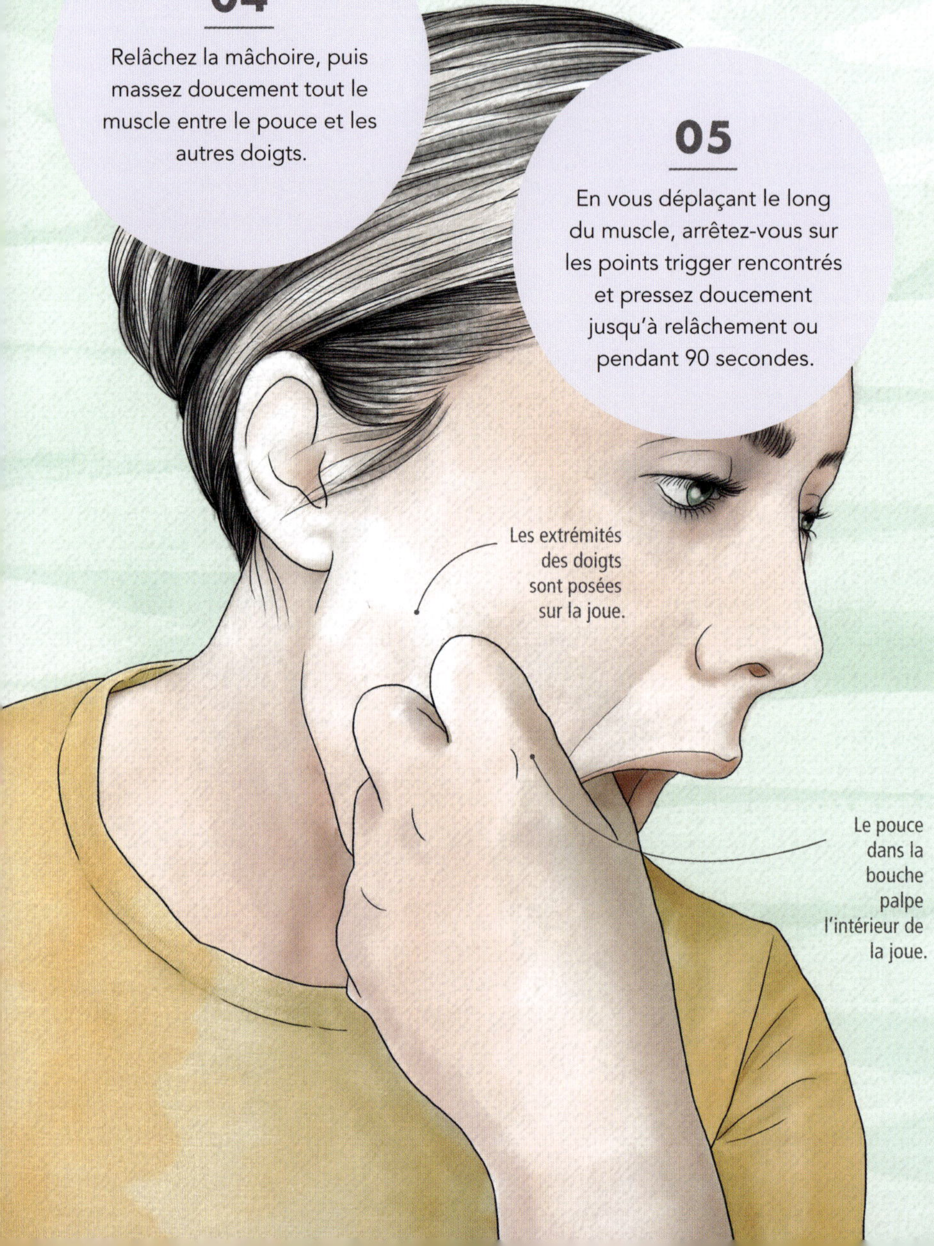

INTÉRIEUR DE LA BOUCHE 2

Le terme de *ptérygoïdien* vient du grec *pterugoeidès* signifiant « aile », car ce muscle en forme d'aile est caché sous le coin supérieur de l'os de la joue. Des points trigger ici contribuent aux douleurs temporales et mandibulaires (voir page 34) et gênent l'ouverture de la bouche. Ils peuvent aussi provoquer une douleur faciale et des claquements dans la mâchoire.

SCHÉMAS POSSIBLES DES DOULEURS

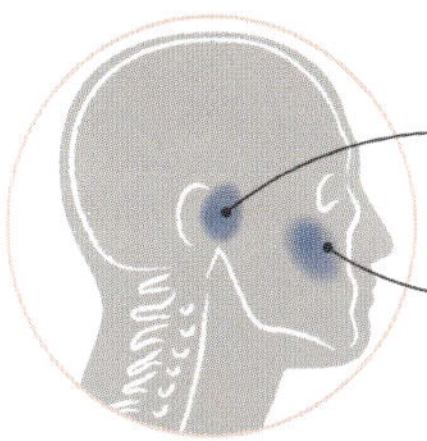

MUSCLES CONCERNÉS

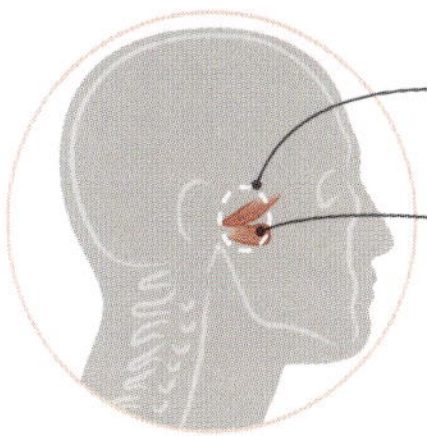

03

Pour localiser le muscle, glissez votre doigt vers le haut, dans le coin arrière de la pommette où vous trouverez une petite poche de tissu mou rentrée sous l'os.

02

En gardant la mâchoire relâchée, glissez votre index dans la bouche, entre les dents et la joue.

01

Assurez-vous que vos ongles soient courts avant de commencer. Utilisez la main du même côté que la douleur à traiter.

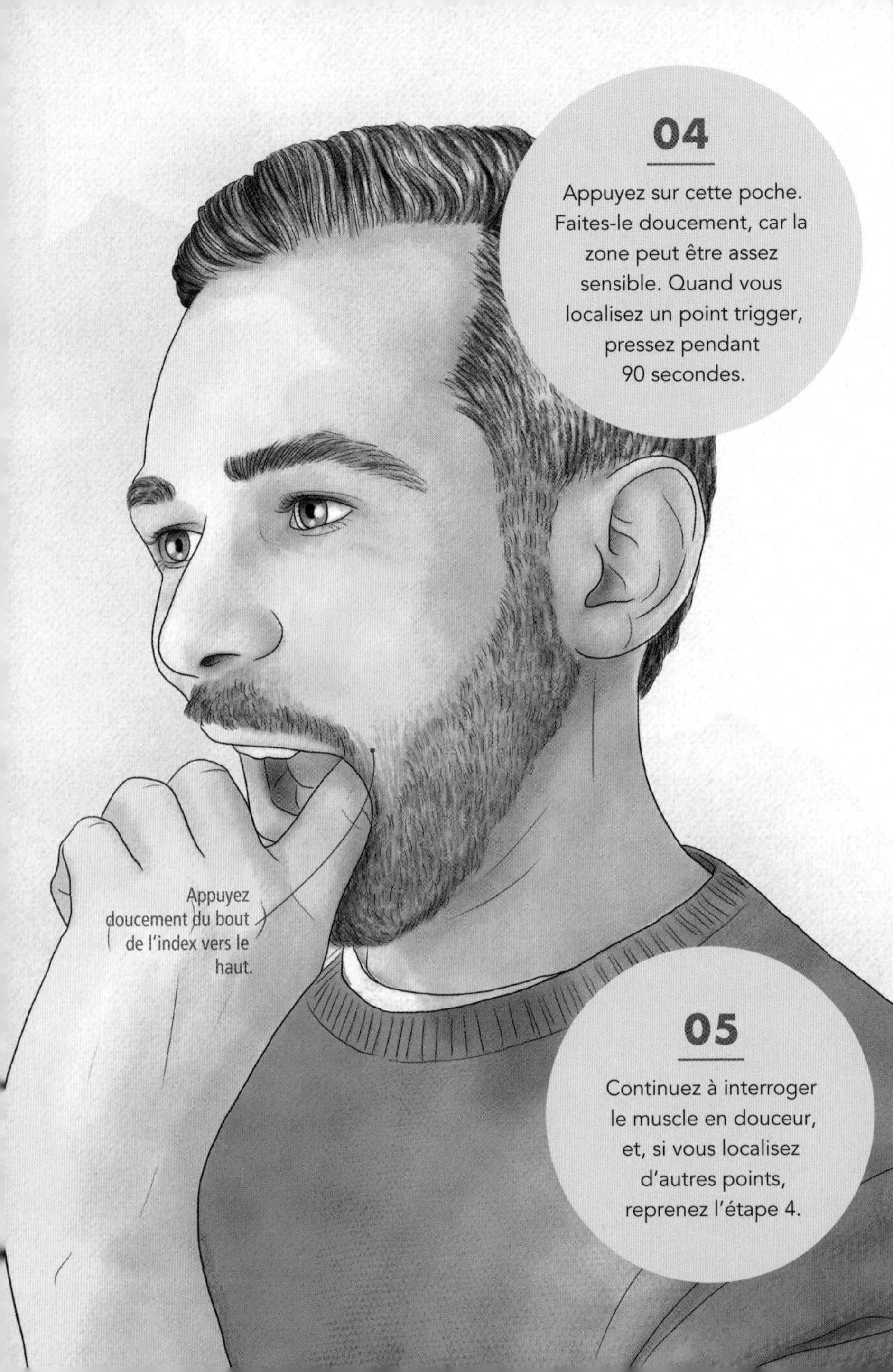

04

Appuyez sur cette poche. Faites-le doucement, car la zone peut être assez sensible. Quand vous localisez un point trigger, pressez pendant 90 secondes.

05

Continuez à interroger le muscle en douceur, et, si vous localisez d'autres points, reprenez l'étape 4.

TEMPES

Vos tempes abritent les *temporaux*, de grands muscles en éventail qui s'étendent jusqu'aux mâchoires. Ces muscles masticateurs peuvent devenir si durs qu'on les sent se froisser quand on les masse. Les points trigger ici se forment à cause du stress, du mâchonnement ou d'un travail dentaire prolongé. Ils provoquent des maux de tête, une sensibilité dentaire et des douleurs aux sourcils.

SCHÉMAS POSSIBLES DES DOULEURS

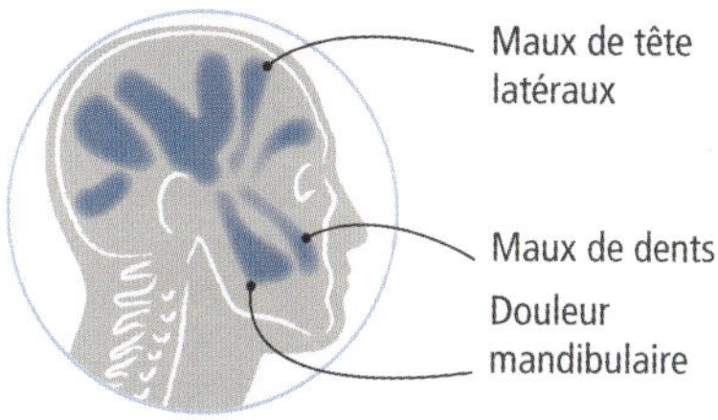

MUSCLES CONCERNÉS

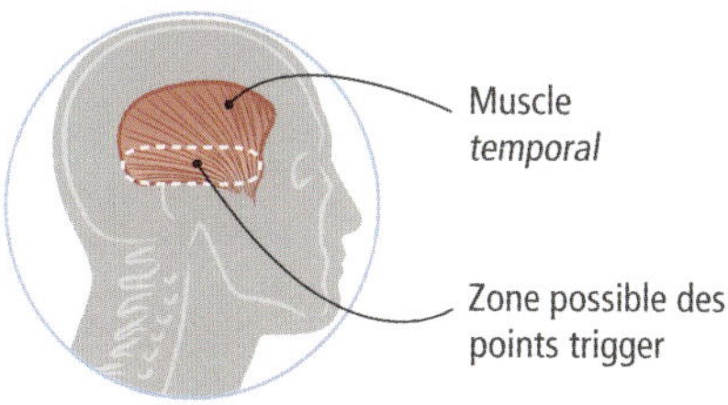

01

Asseyez-vous, le coude posé sur une table ou le bras d'un fauteuil. Fermez le poing sans serrer et posez la tempe sur vos doigts repliés.

02

Utilisez vos phalanges pour tâter la zone en douceur. Avancez lentement, en mouvements circulaires.

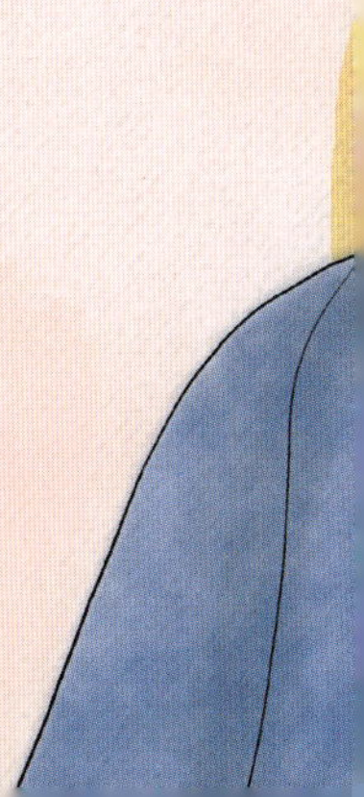

03

Quand vous sentez un point sensible, laissez le poids de votre tête tomber plus profondément sur vos phalanges. Gardez cette position jusqu'à relâchement ou pendant 90 secondes.

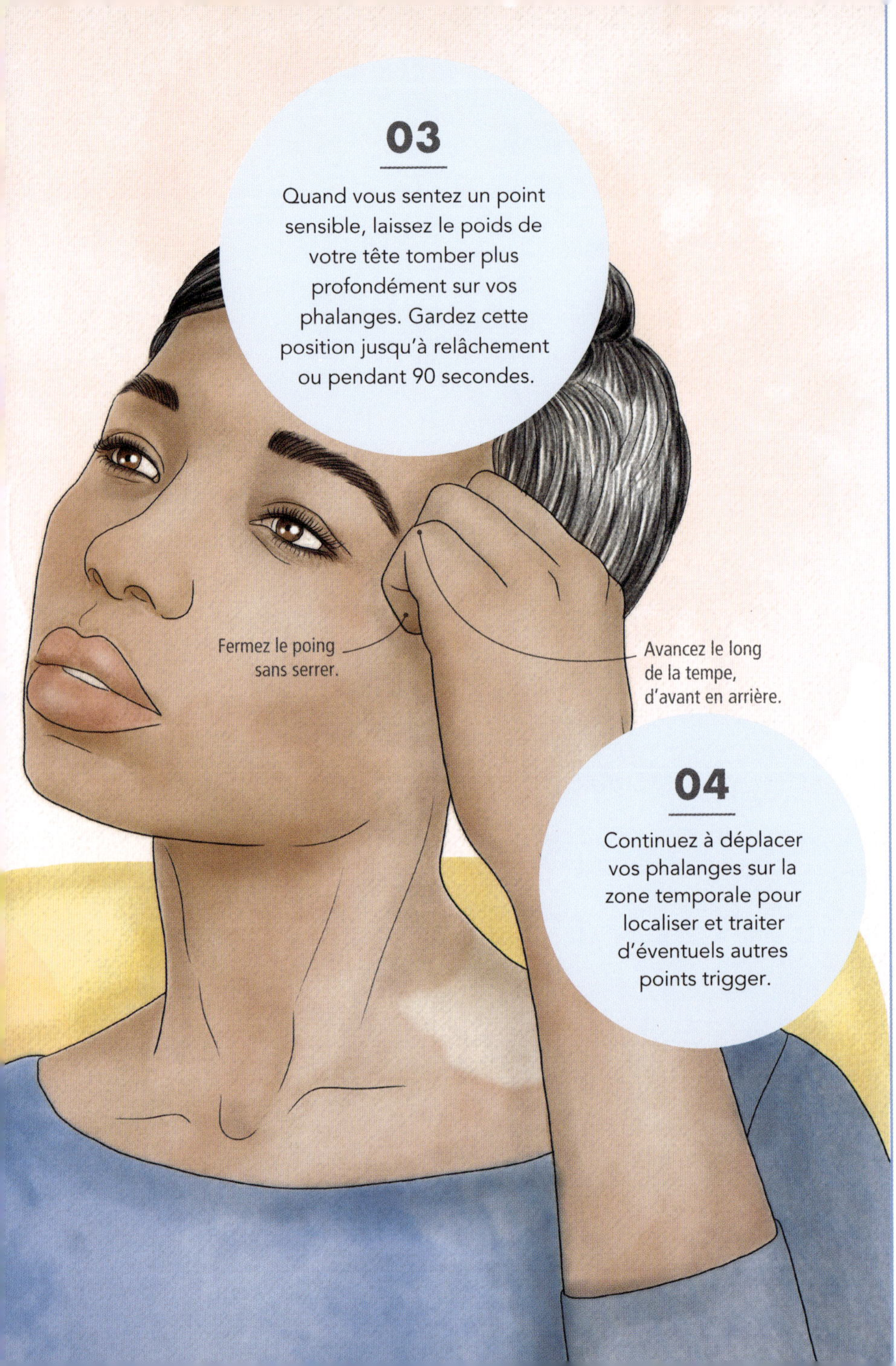

04

Continuez à déplacer vos phalanges sur la zone temporale pour localiser et traiter d'éventuels autres points trigger.

VISAGE

La zone autour des yeux et du nez est sujette aux points trigger, qui provoquent alors des maux de tête fulgurants, des douleurs aux sinus et sur l'arche du nez. D'autres symptômes comprennent la tension oculaire, une paupière tombante et une perturbation de la vision. Les points trigger sont également responsables de symptômes allergisants comme le nez qui coule, les éternuements et les yeux qui piquent.

SCHÉMAS POSSIBLES DES DOULEURS

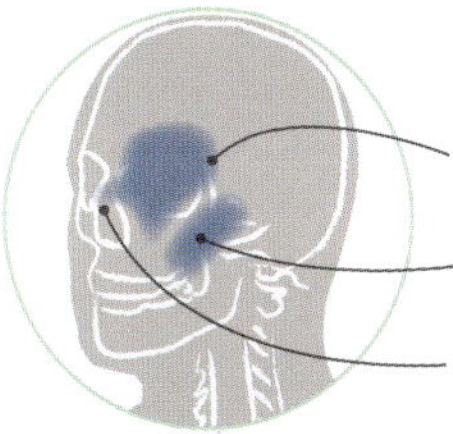

MUSCLES CONCERNÉS

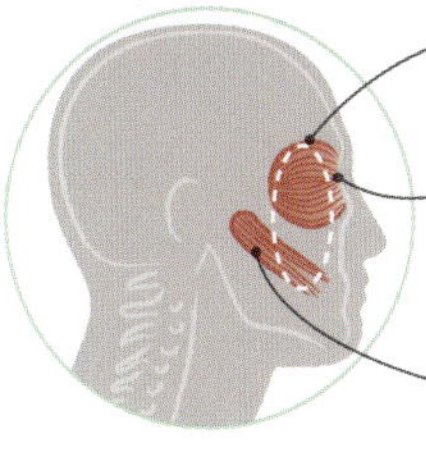

02

Quand vous trouvez un point douloureux, appliquez une pression douce et continue sur le point trigger.

01

Traitez un côté du visage à la fois. En commençant sous un œil, pressez doucement du bout des doigts les zones sensibles autour de l'orbite oculaire et descendez le long de l'aile du nez.

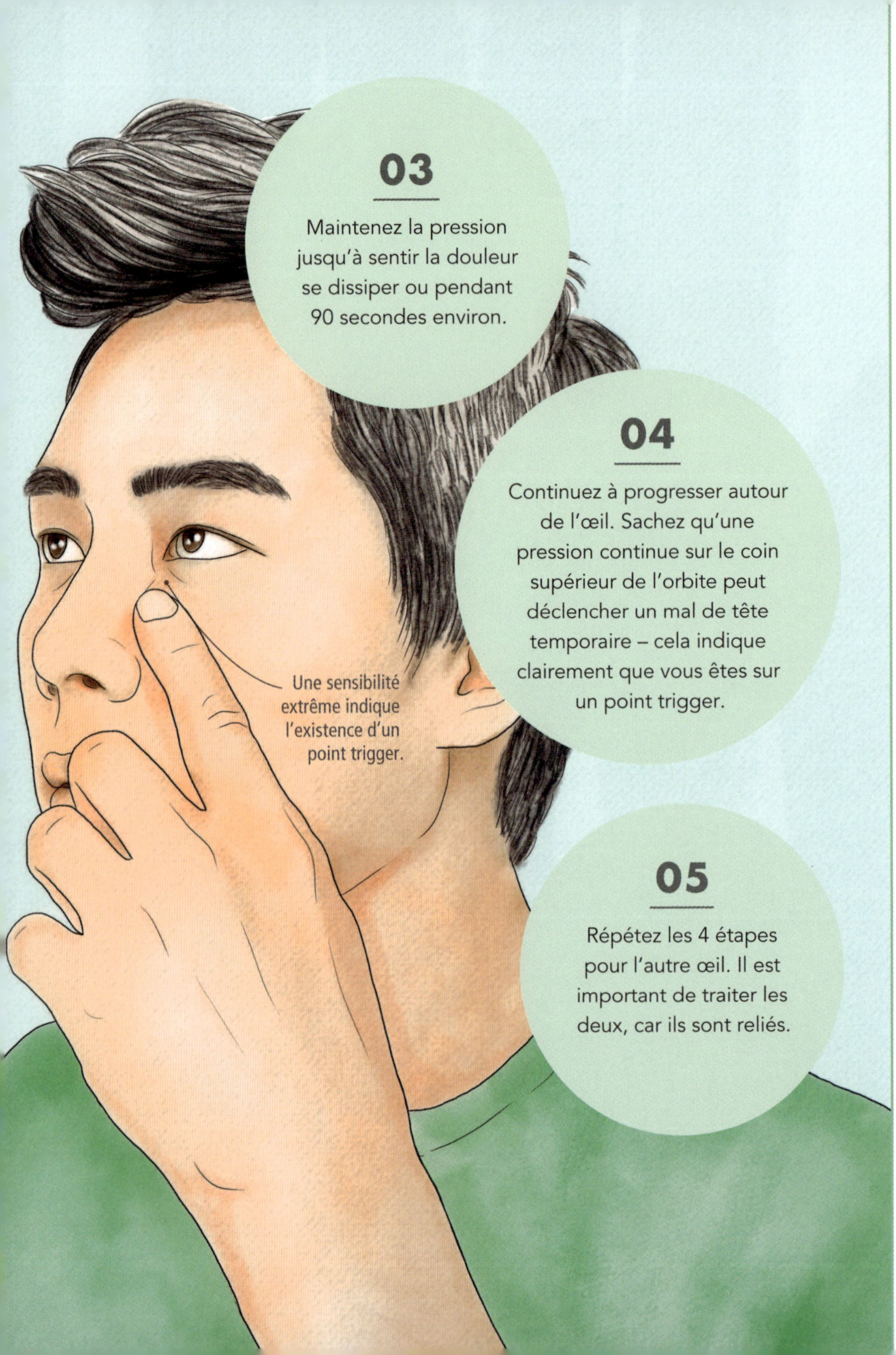

03

Maintenez la pression jusqu'à sentir la douleur se dissiper ou pendant 90 secondes environ.

04

Continuez à progresser autour de l'œil. Sachez qu'une pression continue sur le coin supérieur de l'orbite peut déclencher un mal de tête temporaire – cela indique clairement que vous êtes sur un point trigger.

05

Répétez les 4 étapes pour l'autre œil. Il est important de traiter les deux, car ils sont reliés.

POITRINE

Les points trigger dans les muscles et les tissus mous de la poitrine, des flancs et du cou peuvent causer une douleur et une gêne considérables dans le haut du corps. Cependant, une douleur soudaine à la poitrine doit vous alarmer. Si vous avez mal dans cette zone, consultez d'abord un médecin pour savoir s'il y a des causes sous-jacentes.

COMMENT SE DÉVELOPPENT LES POINTS TRIGGER ?

- Toute affection respiratoire augmente le stress sur les muscles du dos, de la cage thoracique et du cou, qui peuvent développer des points trigger.
- La costochondrite (inflammation du cartilage sur le côté du sternum) peut créer des points trigger dans la zone.
- Porter son sac sur l'épaule provoque des tensions dans les muscles du côté du torse.
- Les actions répétitives serrent les muscles de la poitrine et forment des points trigger.
- Une extension excessive, comme pour porter des objets lourds, peut développer des points trigger.

SYMPTÔMES DUS AUX POINTS TRIGGER

- Des douleurs aiguës comme des coups de feu ;
- Une difficulté lors de la respiration profonde ;
- Une douleur et une sensibilité générales au fond de la poitrine ;
- Une sensation de serrement ;
- Une toux chronique qui persiste après la guérison de l'affection qui l'avait provoquée.

ZONES DOULOUREUSES

L'emplacement et la nature de votre douleur indiquent les endroits où chercher les points trigger responsables.

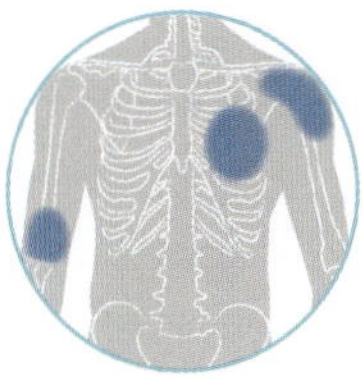

Points trigger possibles : POITRINE 1, pages 50-51

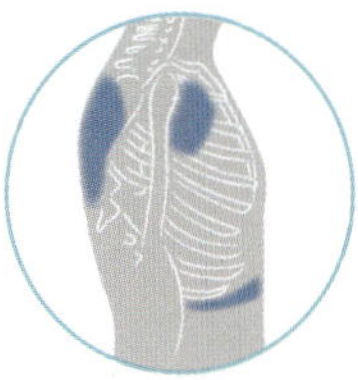

Points trigger possibles : CÔTÉ DE LA POITRINE, pages 52-53

Localisation des points trigger

Ces planches anatomiques vous aideront à localiser vos points trigger.

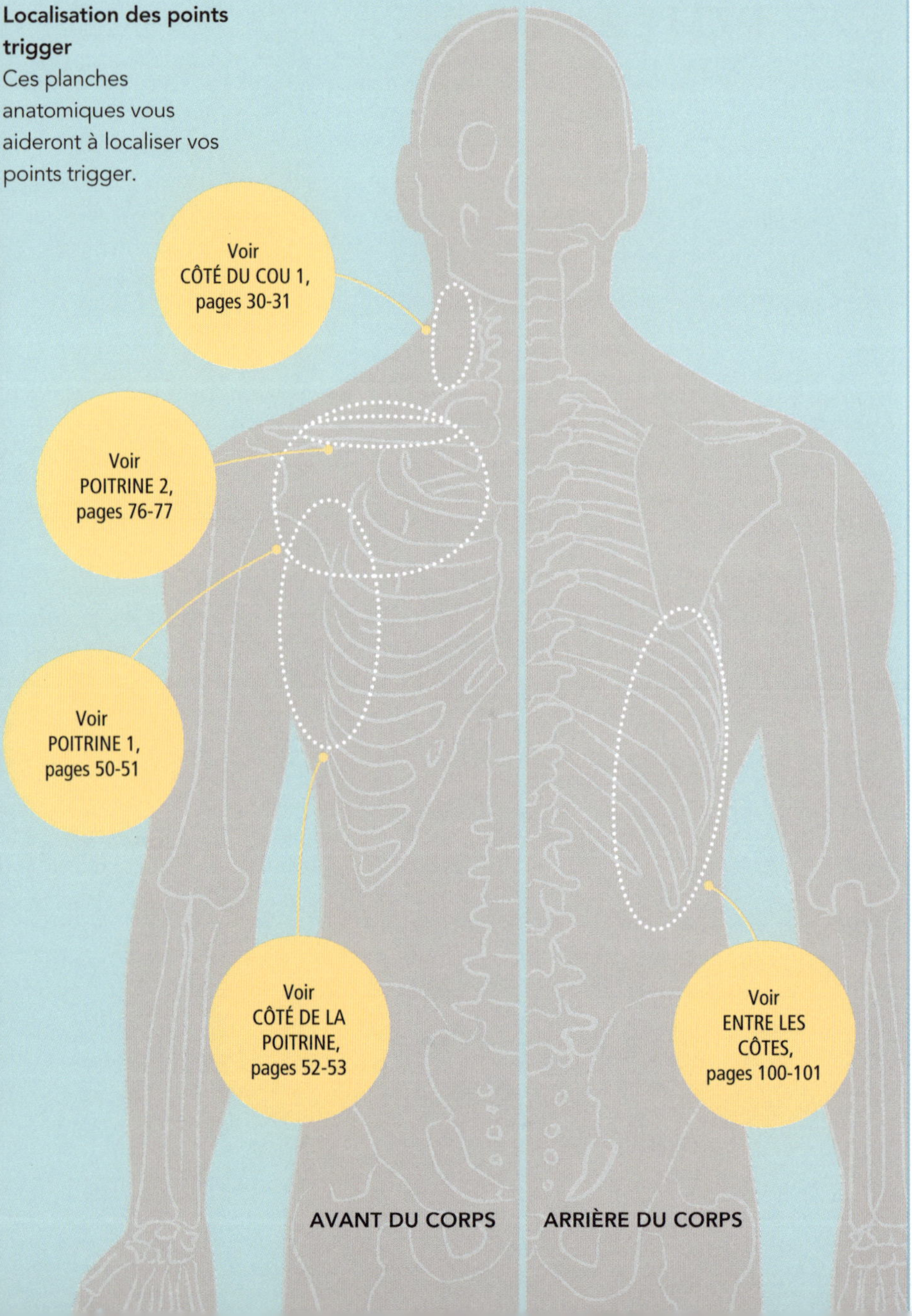

POITRINE 1

La poitrine contient deux muscles principaux : le *grand pectoral*, qui lui donne son galbe, et le *petit pectoral* au-dessous, qui peut coincer les nerfs du bras contre les côtes quand il est contracté. Les points trigger dans cette zone provoquent des douleurs dans la poitrine et dans tout le bras, ainsi qu'un engourdissement de l'avant-bras, de la main et des doigts.

SCHÉMAS POSSIBLES DES DOULEURS

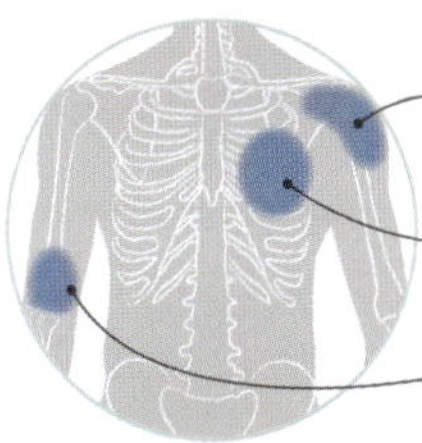

MUSCLES CONCERNÉS

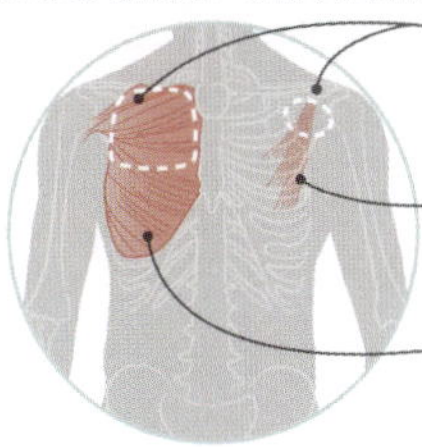

03

Posez le ballon contre le point douloureux de votre poitrine et penchez-vous vers le mur ou restez allongé avec le ballon entre vous et le lit ou le sol.

02

Tenez-vous dans un coin de mur, le côté douloureux tout près du mur. Vous pouvez aussi vous allonger sur le ventre sur un lit ou sur le sol.

01

Utilisez un ballon gonflable (voir page 20) pour apporter le niveau de pression douce nécessaire à cette zone sensible.

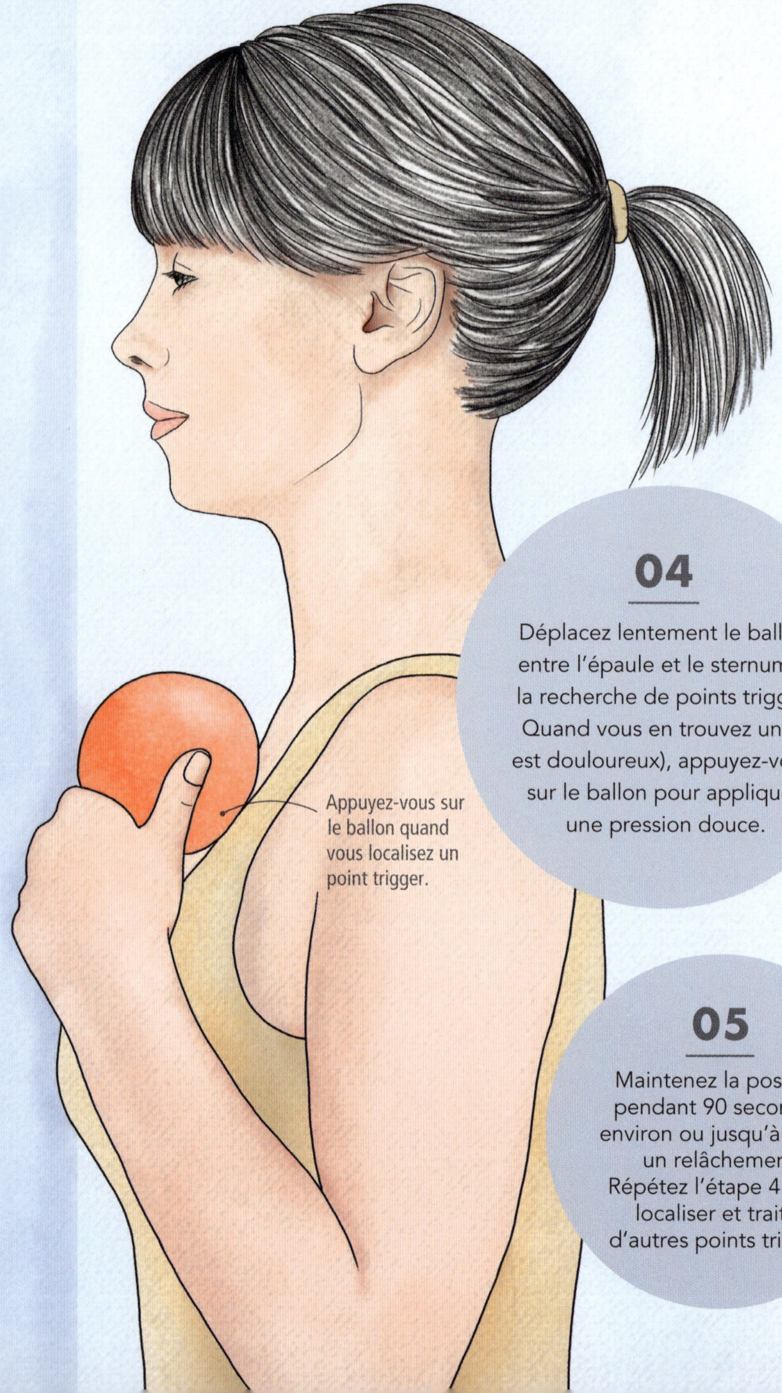

04

Déplacez lentement le ballon entre l'épaule et le sternum à la recherche de points trigger. Quand vous en trouvez un (il est douloureux), appuyez-vous sur le ballon pour appliquer une pression douce.

05

Maintenez la position pendant 90 secondes environ ou jusqu'à sentir un relâchement. Répétez l'étape 4 pour localiser et traiter d'autres points trigger.

CÔTÉ DE LA POITRINE

Les points trigger dans cette zone qui fait partie de l'aisselle provoquent une série de symptômes allant du simple point de côté à une douleur locale ou à une difficulté respiratoire. Ils se développent à la suite d'affections comme une toux chronique, de l'asthme ou des infections respiratoires. Il est important de consulter un médecin, car les points trigger dans cette zone peuvent aussi signaler des symptômes de problèmes cardiaques ou pulmonaires.

SCHÉMAS POSSIBLES DES DOULEURS

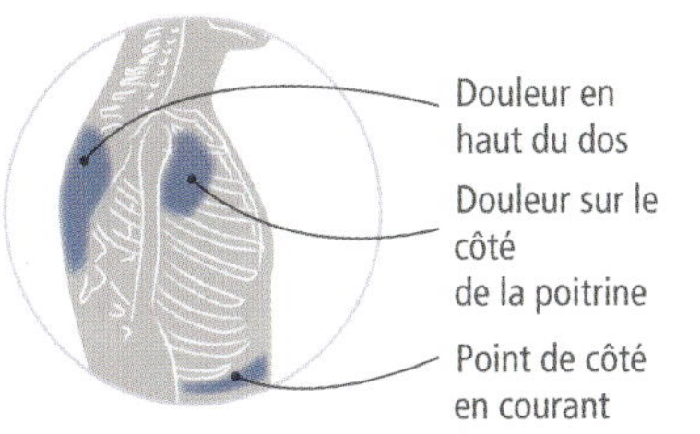

MUSCLES CONCERNÉS

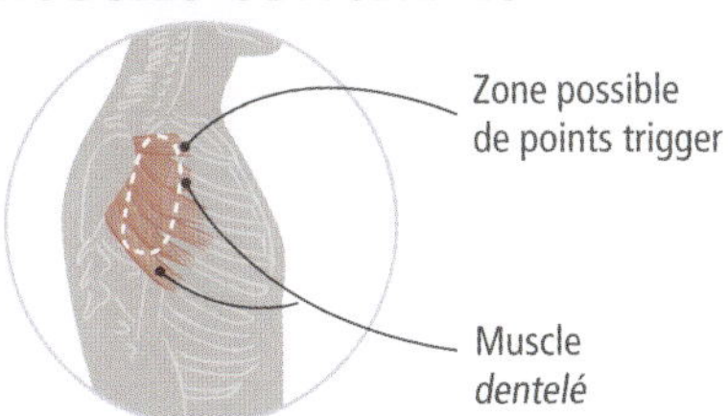

01

Allez toucher votre côté douloureux avec la main opposée. Sinon, appuyez-vous sur un ballon posé le long d'un mur.

02

Posez la main sur vos côtes sous l'aisselle. En commençant par la plus haute, cherchez les points sensibles en tirant vos doigts sur les côtes. Utilisez une pression ferme mais pas brutale et descendez lentement, car cette zone peut être très sensible.

03

Quand vous localisez un point trigger, appuyez dessus du bout des doigts jusqu'à sentir la douleur s'estomper. Arrêtez après 90 secondes si ce n'est pas le cas.

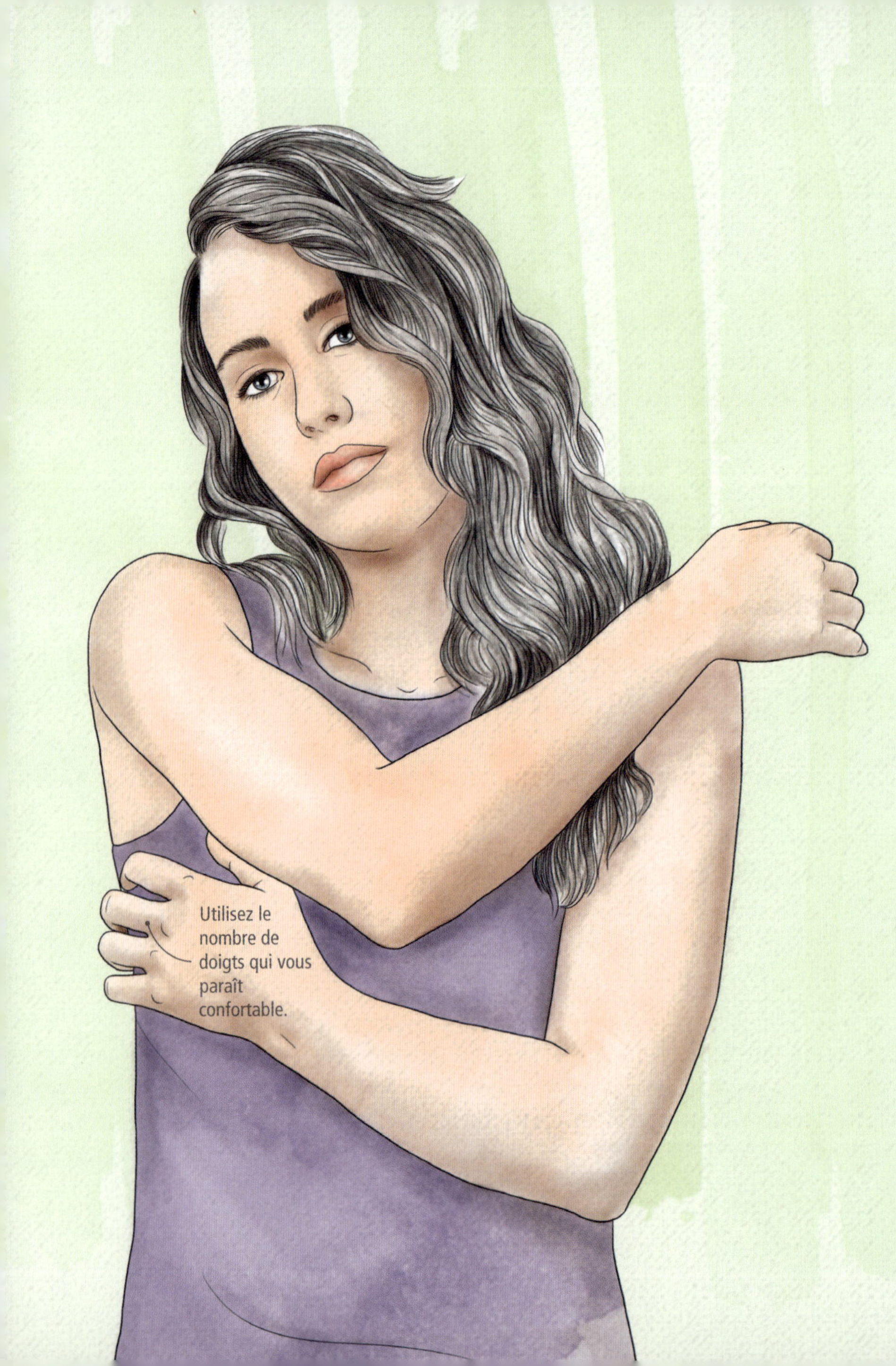
Utilisez le nombre de doigts qui vous paraît confortable.

ÉPAULES

L'articulation de l'épaule est la plus mobile de tout le corps, et c'est une zone très sujette aux problèmes pouvant mener à des points trigger. Quand ils se forment dans les muscles et les tissus mous du cou, des épaules, des aisselles, des bras, de la poitrine ou du dos, les points trigger contribuent tous à des problèmes scapulaires, même si la douleur se ressent le plus souvent dans l'épaule elle-même.

COMMENT SE DÉVELOPPENT LES POINTS TRIGGER ?

- La mobilité des muscles de l'épaule fait qu'ils peuvent se blesser plus facilement par dislocation de l'articulation, déchirure musculaire ou foulure, tout cela aboutissant à des points trigger.
- Un accident ou une utilisation excessive peuvent développer des points trigger dans les muscles qui soutiennent l'articulation de l'épaule.
- Les actions répétitives, comme le travail sur ordinateur ou certains sports, entraînent une contraction et des douleurs dans les épaules.
- Les muscles de la *coiffe des rotateurs* contrôlent l'amplitude des mouvements de rotation de votre épaule. Des points trigger peuvent s'y développer quand ces muscles sont endommagés par une blessure ou une sollicitation excessive.
- L'ankylose est une affection très courante dans cette zone. Elle intervient quand les tissus à l'intérieur de l'articulation se collent les uns aux autres. Cependant, les nombreuses personnes à qui l'on fournit ce diagnostic ont en réalité une douleur et des mouvements restreints à cause de points trigger.

SYMPTÔMES DUS AUX POINTS TRIGGER

- Des douleurs sourdes dans l'articulation de l'épaule, qui empêchent de dormir sur le côté affecté ;
- Des douleurs aiguës qui restreignent certains mouvements comme le fait de lever le bras sur le côté, de le mettre derrière le dos, de se coiffer, de s'habiller et de se déshabiller ;
- Une sensation de faiblesse dans le bras pour soulever des objets et une incapacité de le bouger dans certaines directions.

Zones douloureuses
L'emplacement et le type de douleur peuvent vous aider à identifier les meilleurs endroits où chercher les points trigger responsables du problème.

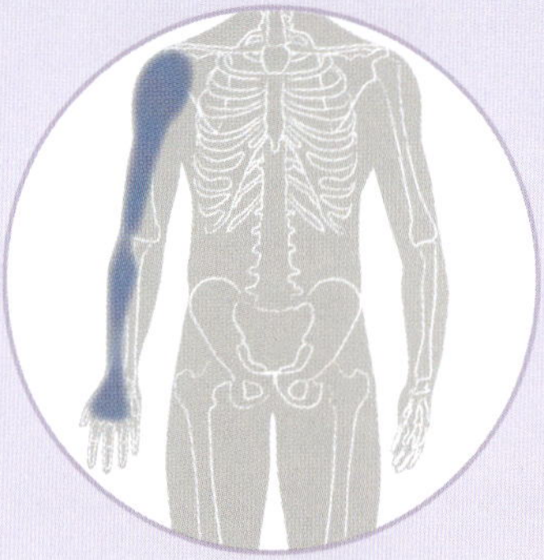

Points trigger possibles :
ARRIÈRE DE L'ÉPAULE 2, pages 58-59

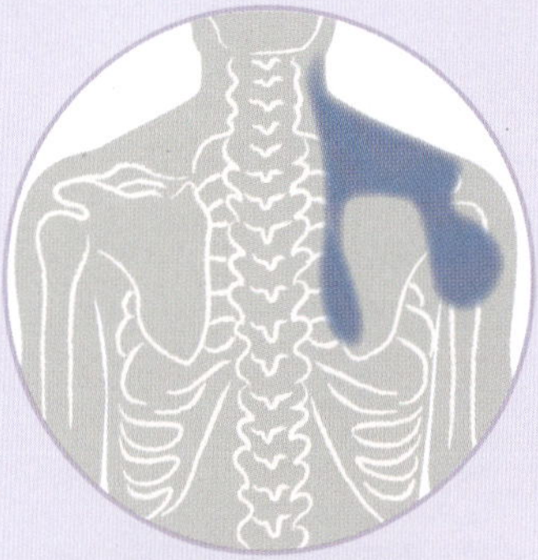

Points trigger possibles :
ARRIÈRE DE L'ÉPAULE 3, pages 60-61

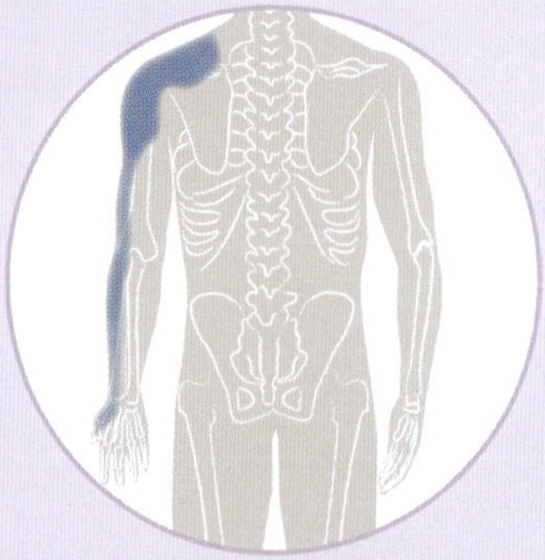

Points trigger possibles :
ARRIÈRE DE L'ÉPAULE 4, pages 62-63

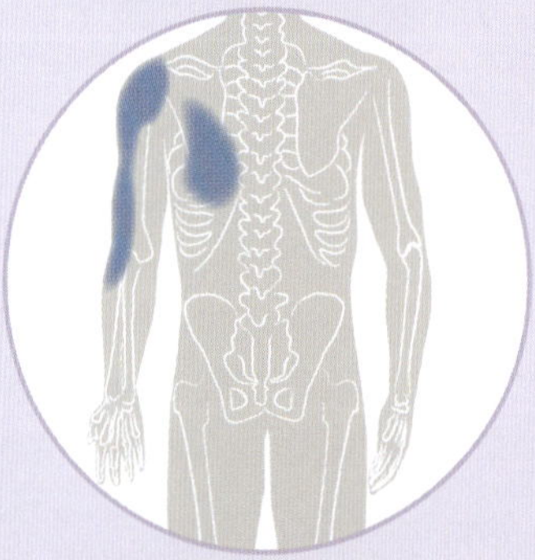

Points trigger possibles :
CÔTÉ DE L'AISSELLE 1, pages 64-65

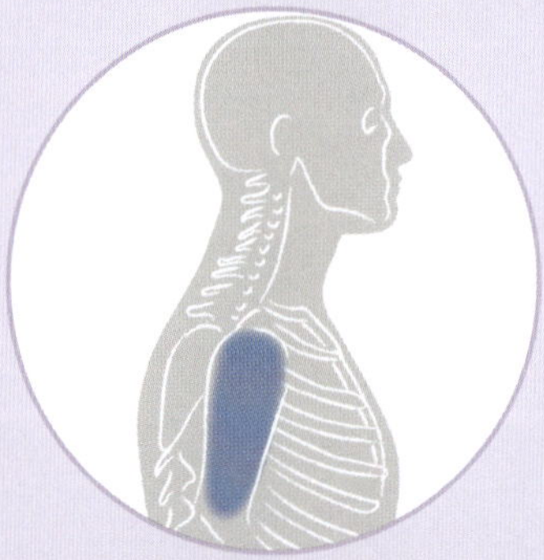

Points trigger possibles :
DESSUS DE L'ÉPAULE, pages 66-67

Suite ▸▸

Localisation des points trigger
Ces planches anatomiques vous aideront à localiser vos points trigger avant de vous diriger vers les pages qui décrivent la manière de les traiter.

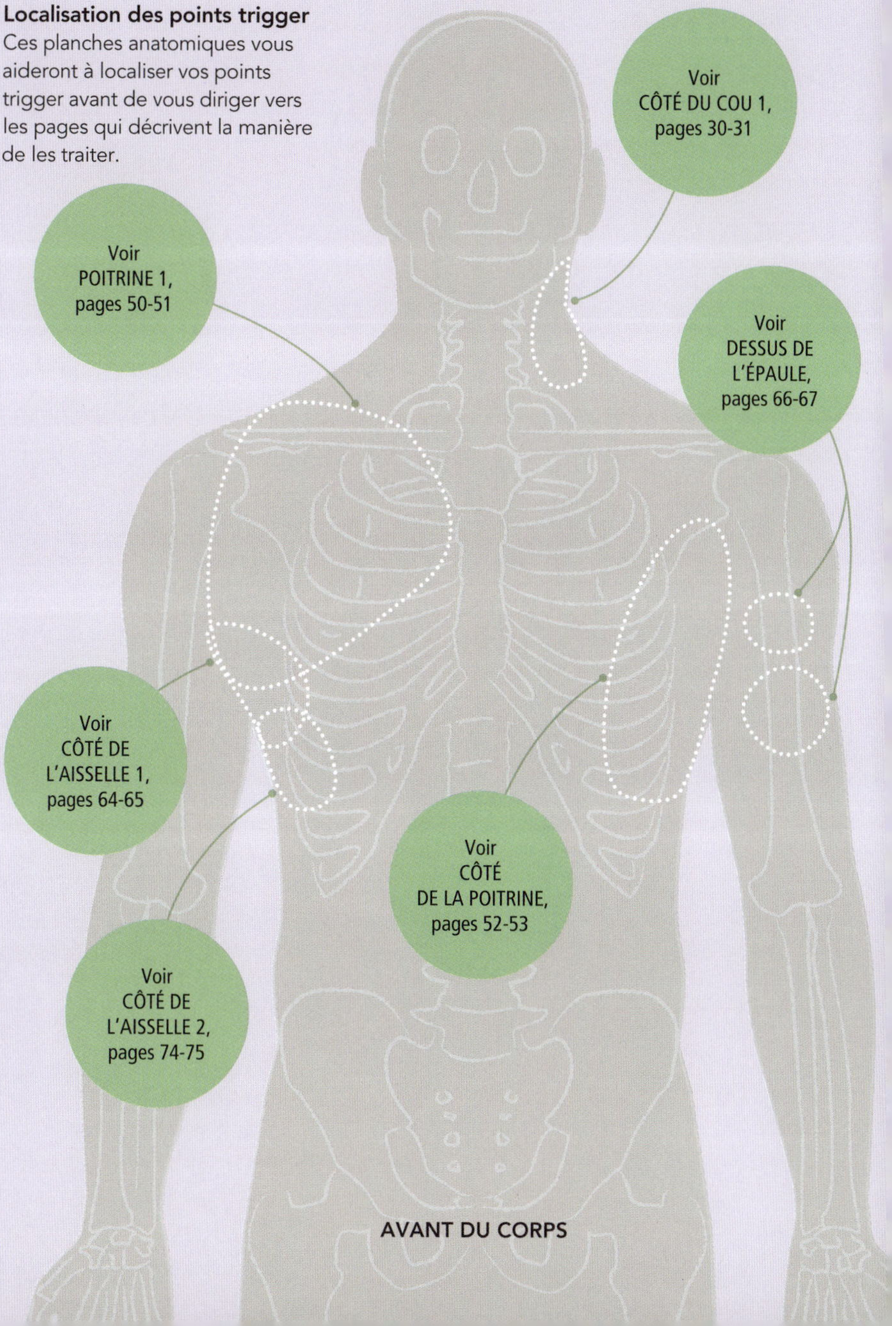

AVANT DU CORPS

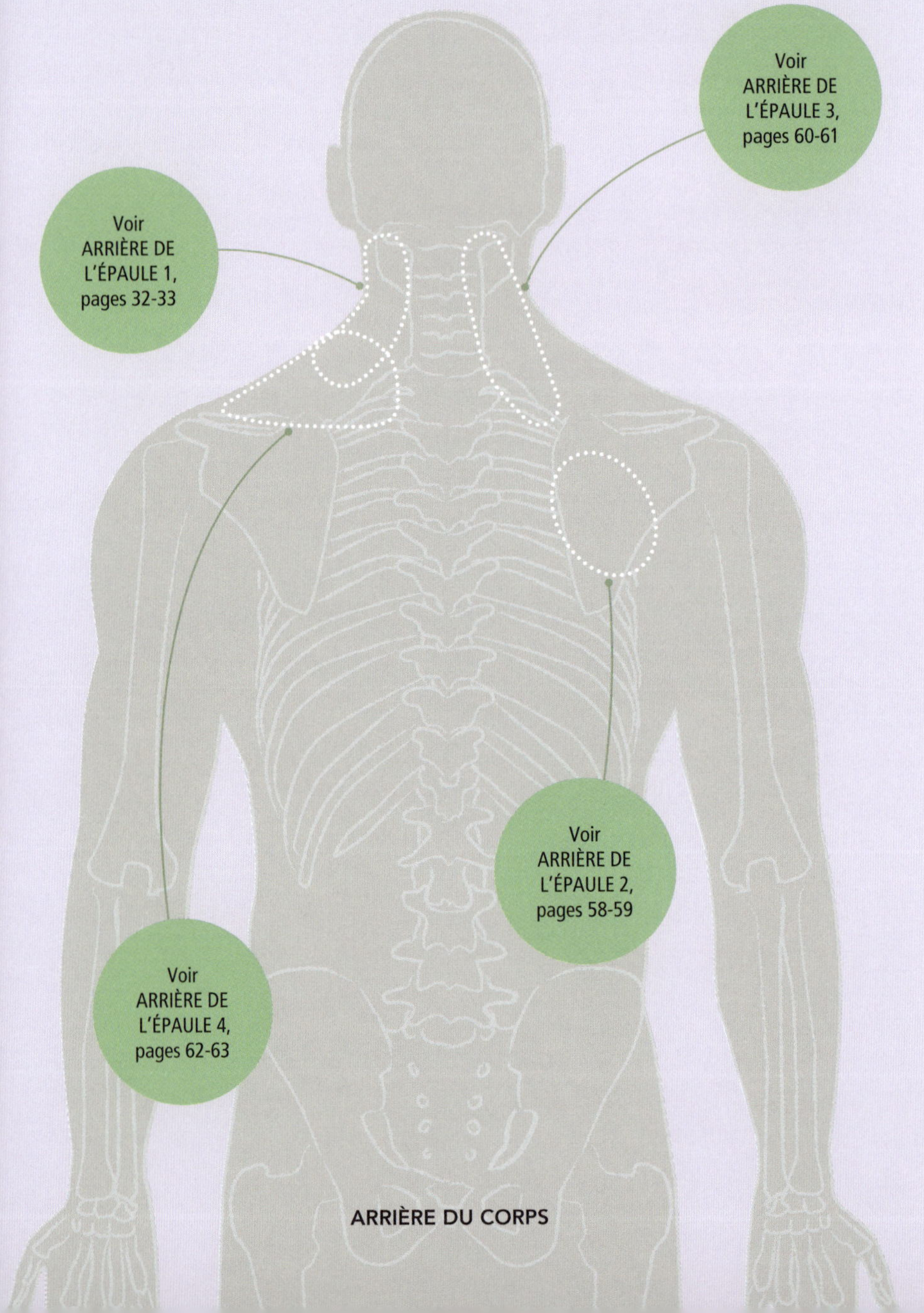
Voir
ARRIÈRE DE
L'ÉPAULE 3,
pages 60-61
Voir
ARRIÈRE DE
L'ÉPAULE 1,
pages 32-33
Voir
ARRIÈRE DE
L'ÉPAULE 2,
pages 58-59
Voir
ARRIÈRE DE
L'ÉPAULE 4,
pages 62-63
ARRIÈRE DU CORPS

ARRIÈRE DE L'ÉPAULE 2

Les points trigger dans le muscle plat, qui recouvre l'omoplate et aide à pivoter le bras dans des mouvements comme le brossage des cheveux, empêchent de le bouger correctement, surtout vers l'arrière. Ils peuvent aussi affaiblir le bras et empêcher de dormir sur le côté. Les points trigger provoquent parfois une douleur profonde dans tout le bras.

SCHÉMA POSSIBLE DES DOULEURS

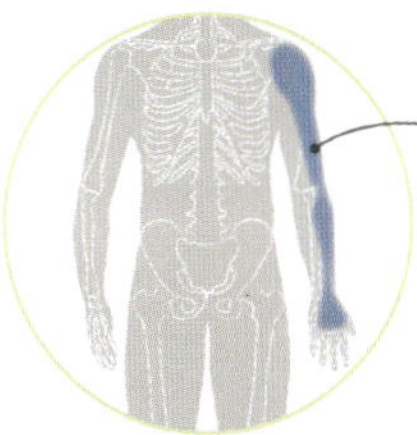

MUSCLES CONCERNÉS

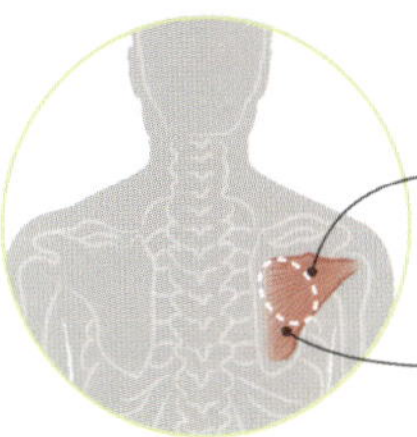

03

Quand vous trouvez un point trigger, appuyez-vous dessus pendant au moins 90 secondes ou jusqu'à relâchement de la tension ou diminution de la douleur.

02

Déplacez la balle lentement autour de l'omoplate. Quelques-uns des points trigger, mais pas tous, vont recréer sous la pression une douleur irradiée dans le bras.

01

Appuyez-vous sur une balle contre un mur. Essayez différentes tailles pour trouver la plus confortable. Vous pouvez aussi utiliser un outil spécifique (voir page 20).

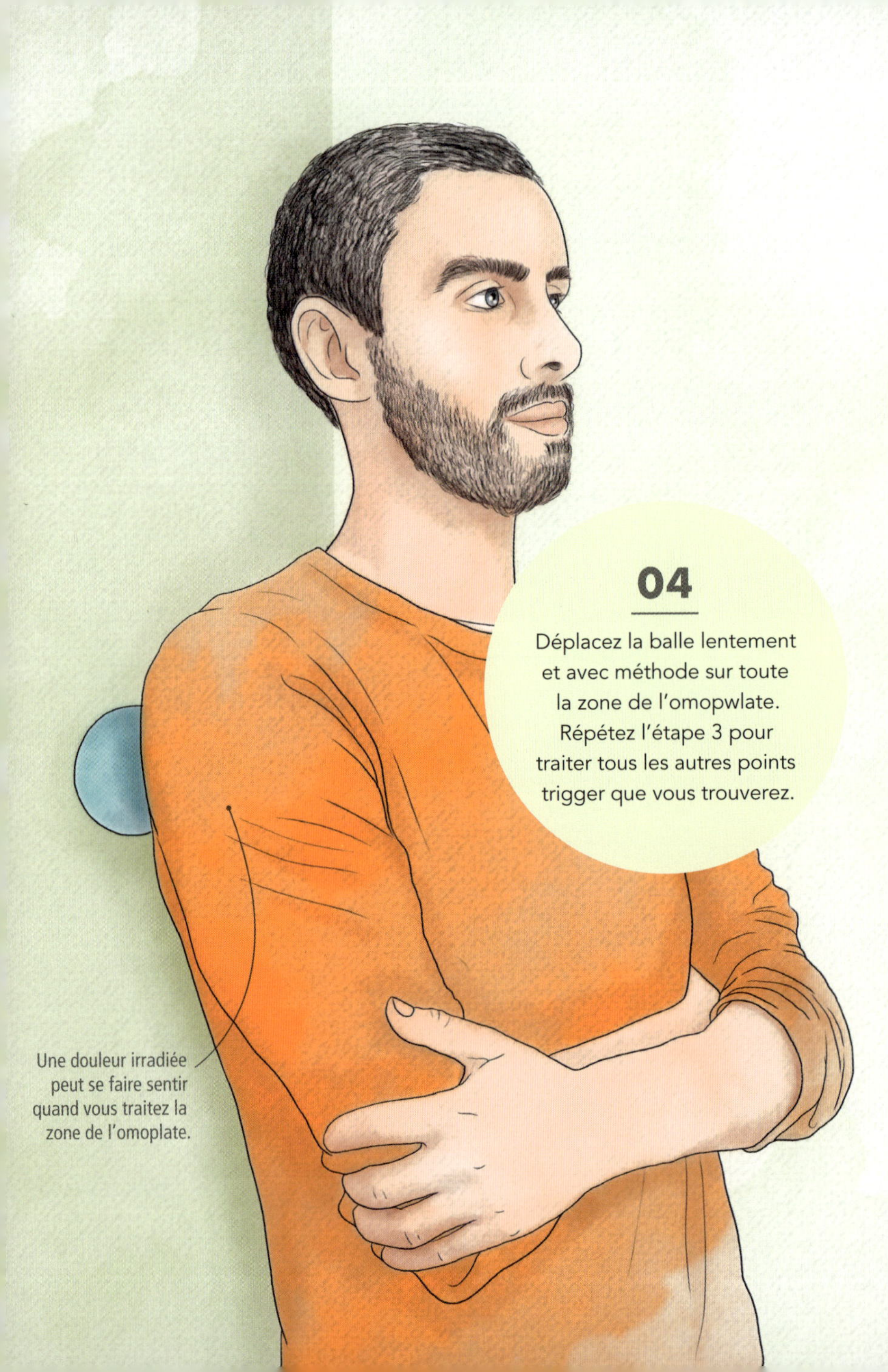
Une douleur irradiée peut se faire sentir quand vous traitez la zone de l'omoplate.

04

Déplacez la balle lentement et avec méthode sur toute la zone de l'omopwlate. Répétez l'étape 3 pour traiter tous les autres points trigger que vous trouverez.

ARRIÈRE DE L'ÉPAULE 3

L'*élévateur de la scapula* est l'un des muscles de l'arrière de l'épaule qui aide à bouger l'omoplate – c'est lui qui travaille quand vous haussez les épaules. Les points trigger dans cette zone peuvent provoquer une douleur sur le dessus de l'omoplate et empêcher de tourner la tête, par exemple pour regarder par-dessus votre épaule.

SCHÉMAS POSSIBLES DES DOULEURS

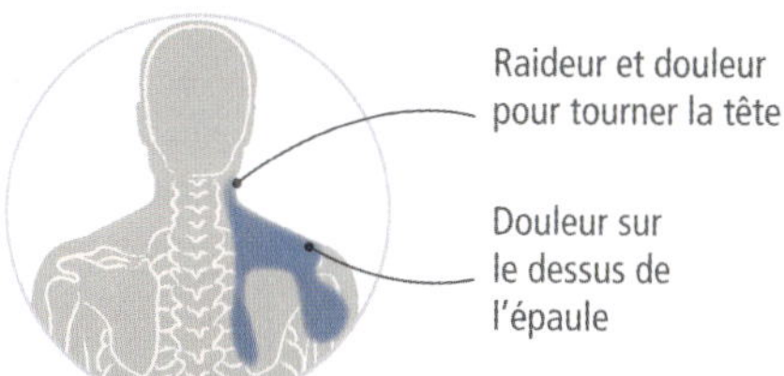

MUSCLES CONCERNÉS

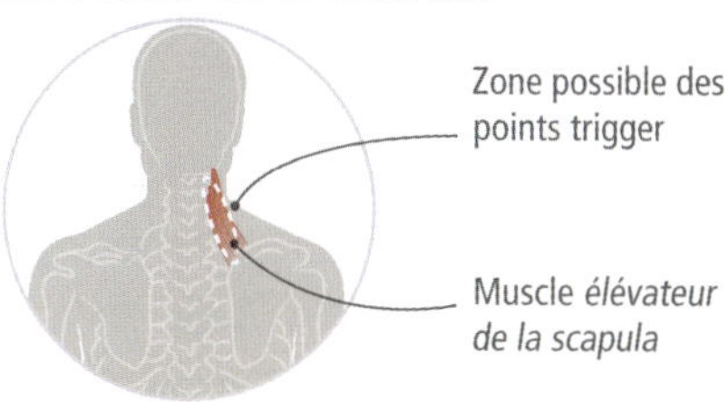

01

Travaillez sur le côté qui vous fait mal. Pour traiter la partie supérieure du muscle, pressez le pouce à l'arrière du cou, au niveau des premiers cheveux.

02

Déplacez votre pouce sur cette zone jusqu'à trouver un point sensible. Alors, soit vous le frottez lentement, soit vous appliquez une pression jusqu'à sentir un relâchement ou pendant 90 secondes environ.

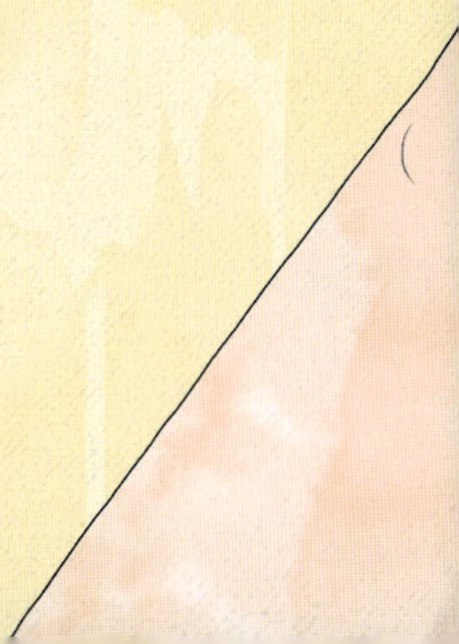

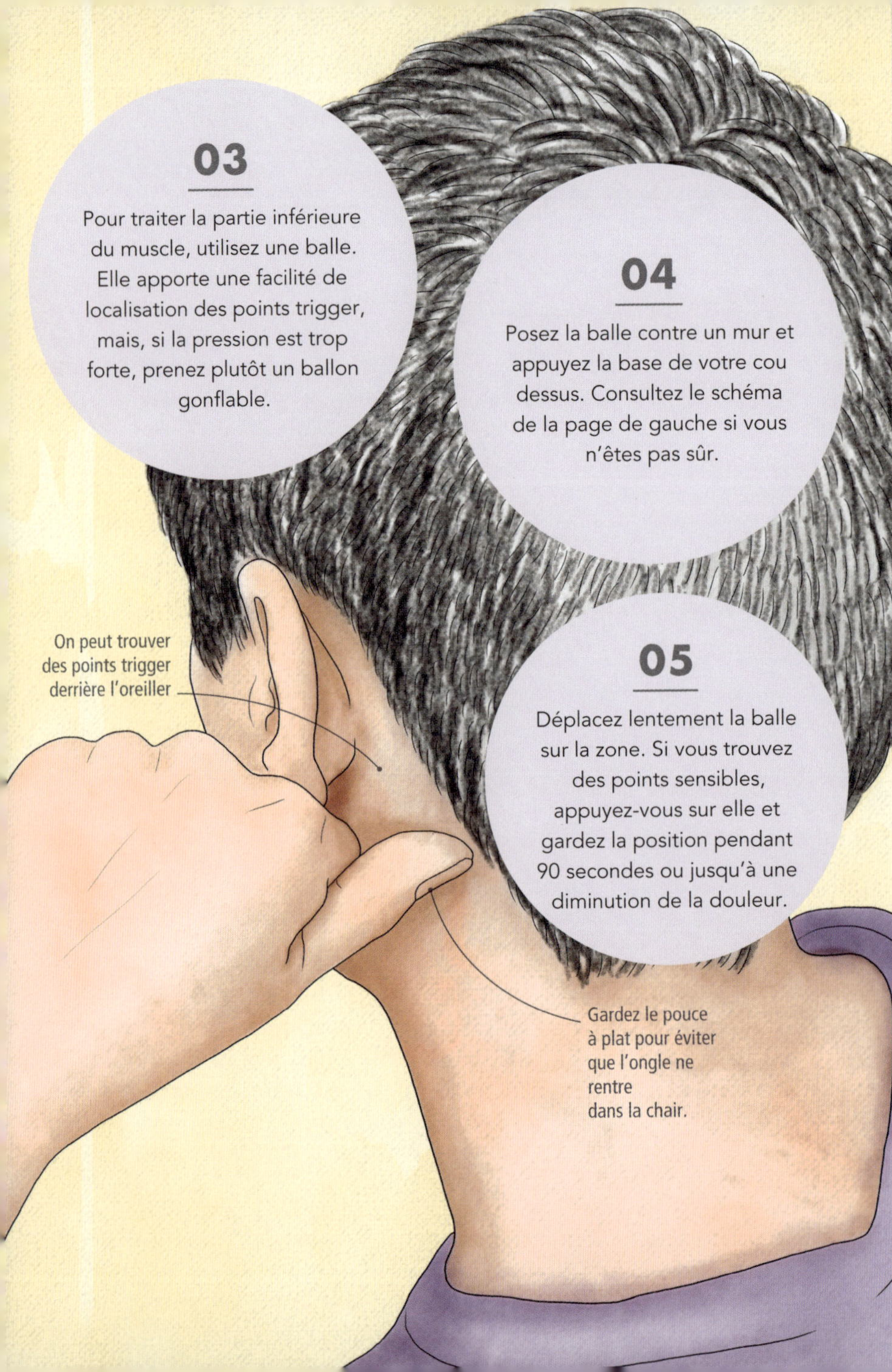

03

Pour traiter la partie inférieure du muscle, utilisez une balle. Elle apporte une facilité de localisation des points trigger, mais, si la pression est trop forte, prenez plutôt un ballon gonflable.

04

Posez la balle contre un mur et appuyez la base de votre cou dessus. Consultez le schéma de la page de gauche si vous n'êtes pas sûr.

05

Déplacez lentement la balle sur la zone. Si vous trouvez des points sensibles, appuyez-vous sur elle et gardez la position pendant 90 secondes ou jusqu'à une diminution de la douleur.

ARRIÈRE DE L'ÉPAULE 4

Le muscle *supraépineux*, qui soulève le bras, est dissimulé dans une poche osseuse en haut de l'omoplate. Les points trigger dans ce muscle empêchent de lever le bras et provoquent une douleur profonde du haut de l'épaule jusqu'au poignet. Ils peuvent aussi raidir l'articulation de l'épaule, avec un claquement ou un cliquetis quand le bras change de position.

SCHÉMAS POSSIBLES DES DOULEURS

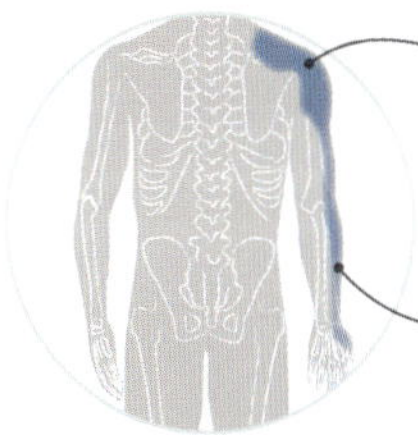

MUSCLES CONCERNÉS

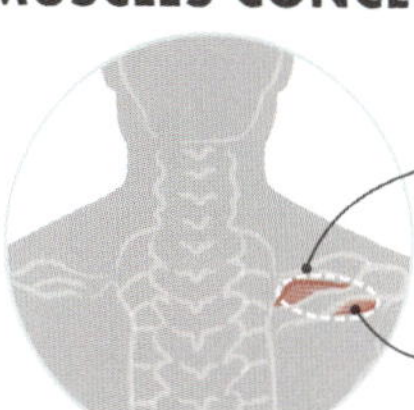

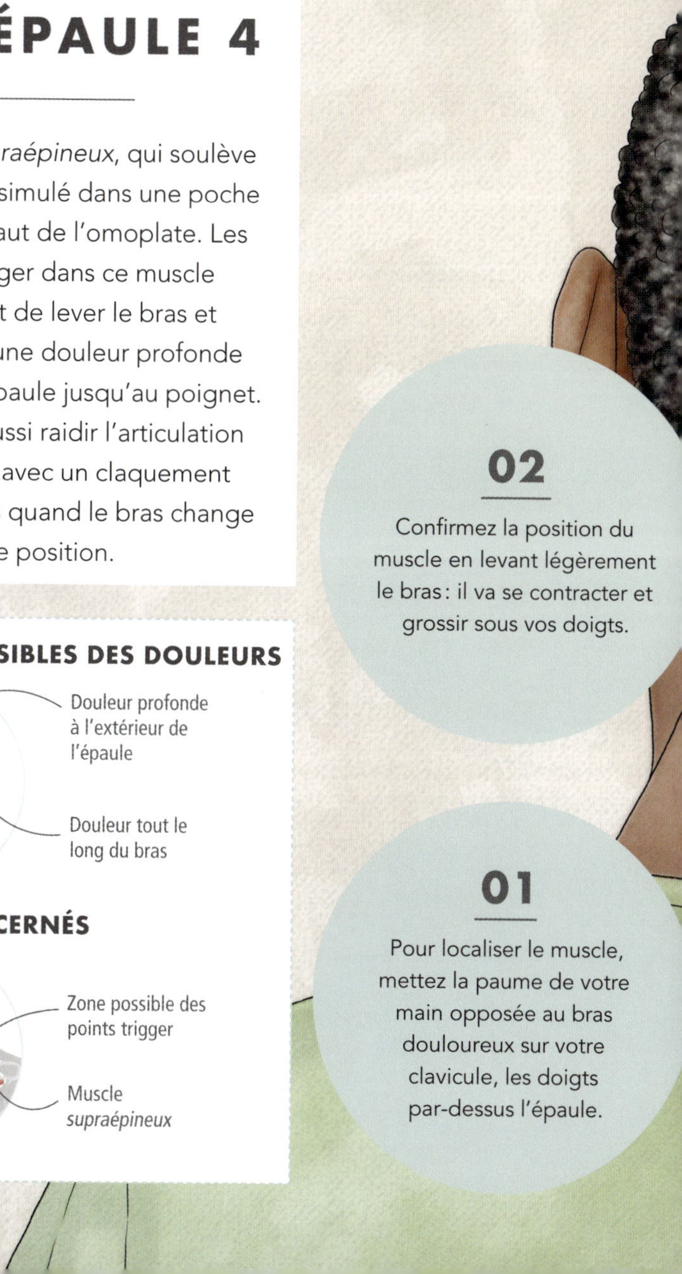

02

Confirmez la position du muscle en levant légèrement le bras : il va se contracter et grossir sous vos doigts.

01

Pour localiser le muscle, mettez la paume de votre main opposée au bras douloureux sur votre clavicule, les doigts par-dessus l'épaule.

03

Pour traiter cette zone, vos doigts risquent de se fatiguer, aussi vous pouvez utiliser un outil spécifique. Placez-le par-dessus votre épaule pour qu'il masse la zone à traiter.

04

Si vous utilisez vos doigts, parcourez la zone en gestes circulaires ou horizontaux pour localiser les points trigger. Quand vous en trouvez un, pressez-le doucement.

05

Pressez jusqu'au soulagement ou pendant 90 secondes. Répétez l'étape 4 pour les autres points.

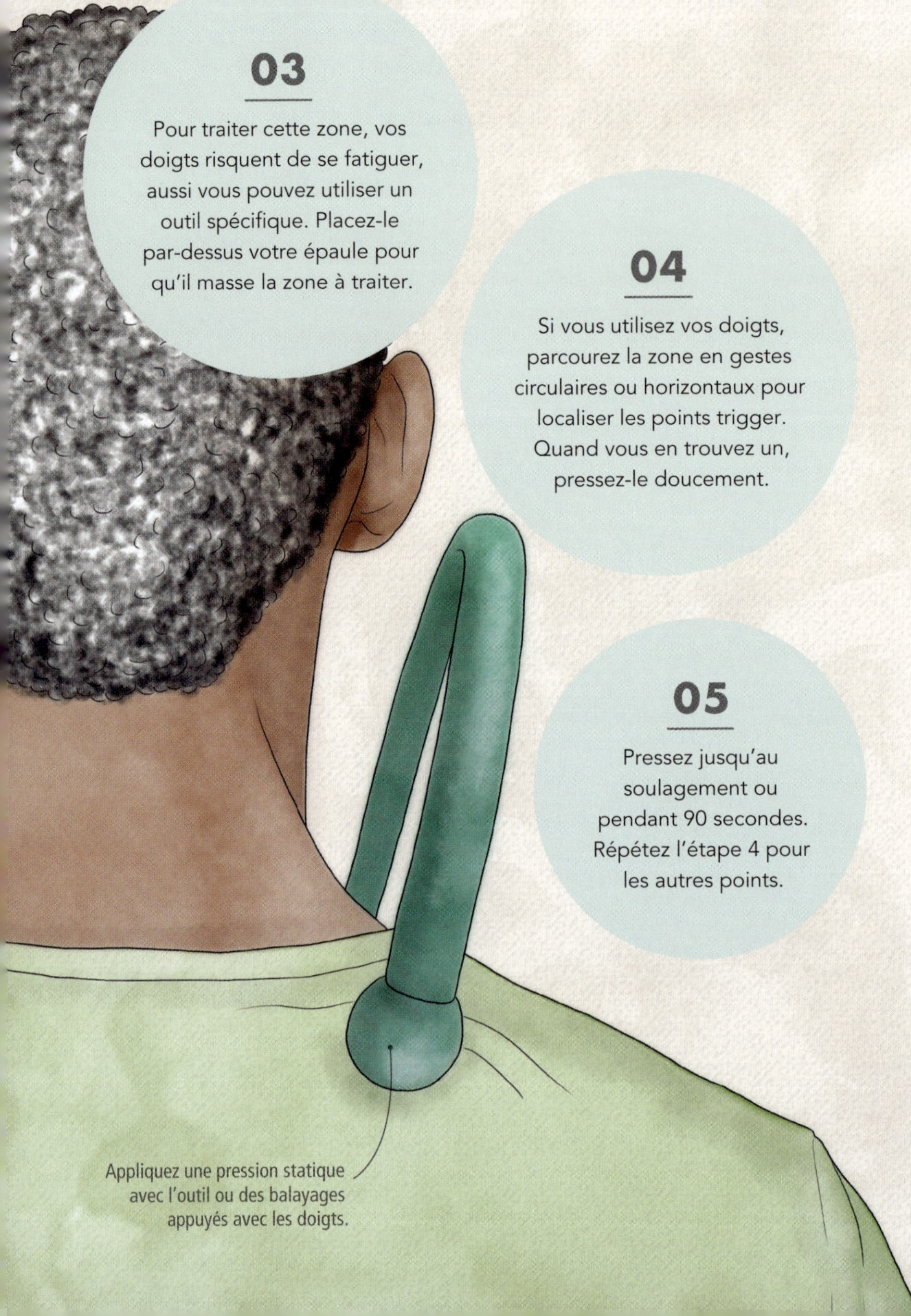

CÔTÉ DE L'AISSELLE 1

Des muscles robustes dans cette zone font bouger et pivoter le bras, surtout pendant les activités sportives comme l'escalade, le tennis ou le crawl. Des points trigger à cet endroit peuvent provoquer une douleur au milieu du dos et dans l'épaule, empêchant de lever le bras au-dessus de la tête, ainsi qu'une douleur aiguë à l'arrière de l'épaule quand vous avancez le bras pour soulever quelque chose.

SCHÉMAS POSSIBLES DES DOULEURS

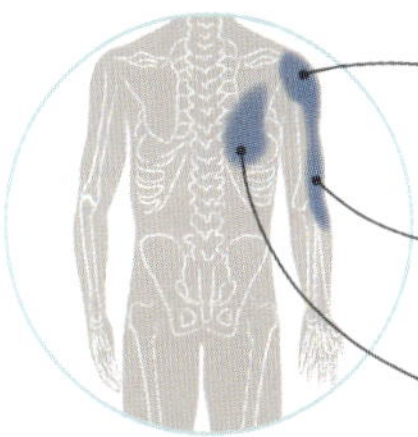

MUSCLES CONCERNÉS

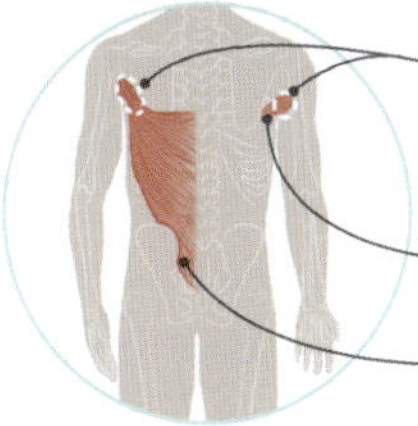

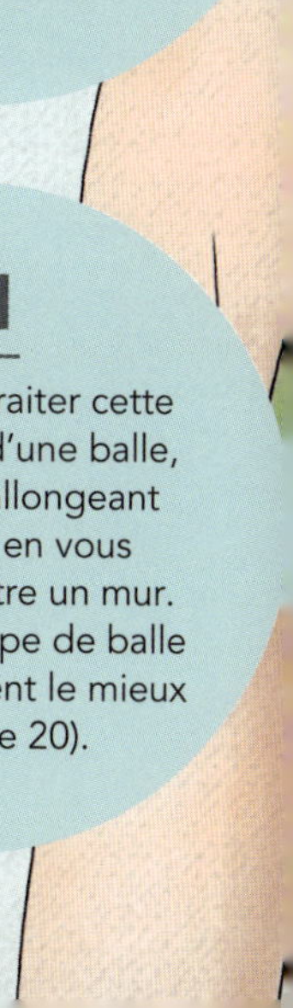

01

Vous pouvez traiter cette zone à l'aide d'une balle, soit en vous allongeant dessus, soit en vous appuyant contre un mur. Choisissez le type de balle qui vous convient le mieux (voir page 20).

02

En utilisant la main opposée, tâtez le long de votre aisselle douloureuse avec les doigts pour trouver le côté de votre omoplate, qui donne l'impression d'une crête osseuse.

03

Placez la balle sur l'endroit que vous avez trouvé à la main. Appuyez votre corps sur la balle posée contre un mur.

04

Enfoncez votre corps dans la balle. Si la zone est sensible, attendez 90 secondes ou jusqu'à sentir un relâchement.

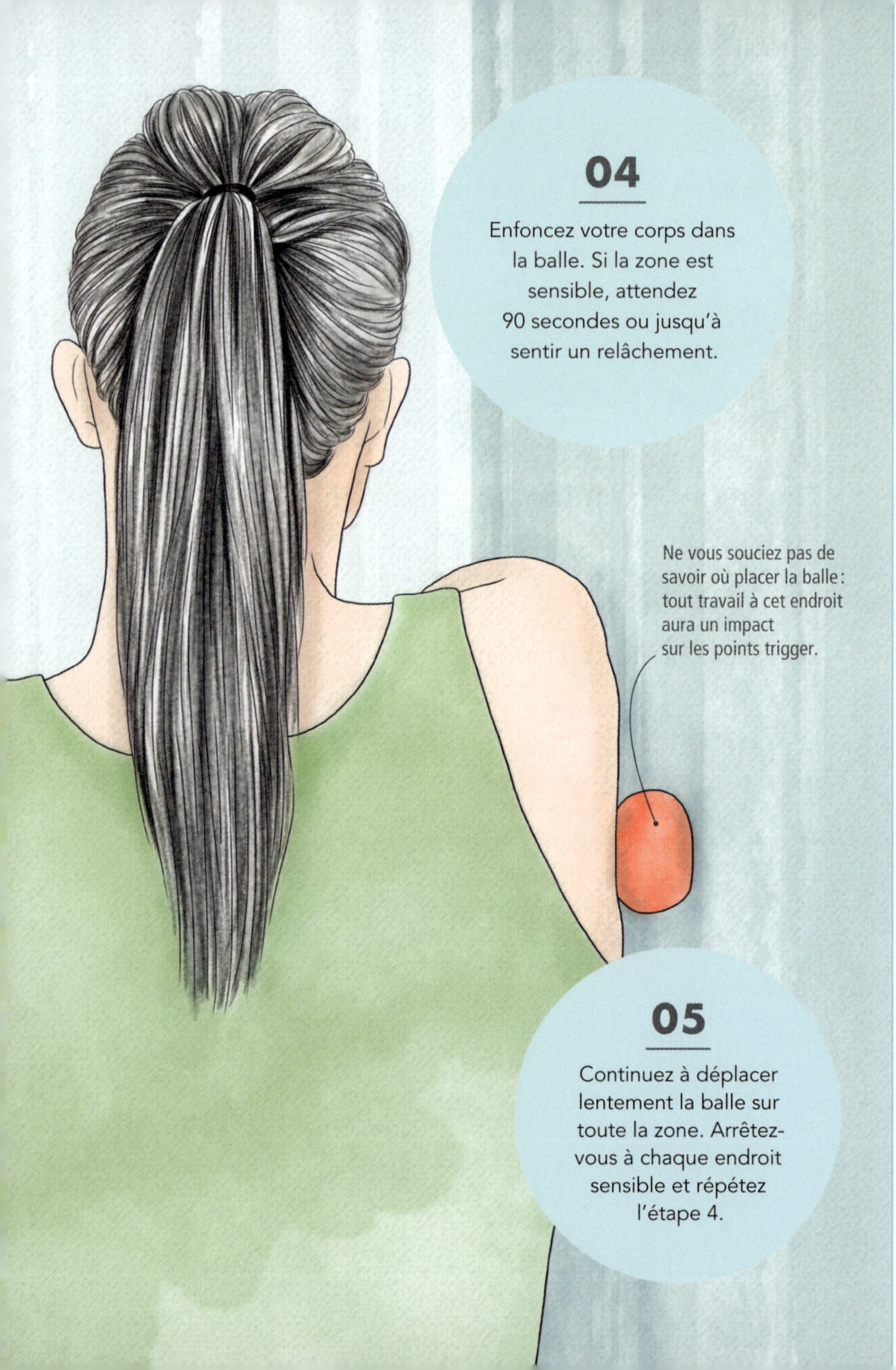
Ne vous souciez pas de savoir où placer la balle : tout travail à cet endroit aura un impact sur les points trigger.

05

Continuez à déplacer lentement la balle sur toute la zone. Arrêtez-vous à chaque endroit sensible et répétez l'étape 4.

DESSUS DE L'ÉPAULE

Le muscle *deltoïde* couvre le dessus de l'épaule comme un chapeau. Il permet de bouger le bras en arrière, sur le côté et en avant, par exemple pour faire un signe de la main. Vous l'utilisez aussi pour soulever et porter des objets. Les points trigger ici se font sentir principalement quand le muscle est sollicité. Ils provoquent une sensation de faiblesse dans le bras et une douleur dans l'épaule.

SCHÉMAS POSSIBLES DES DOULEURS

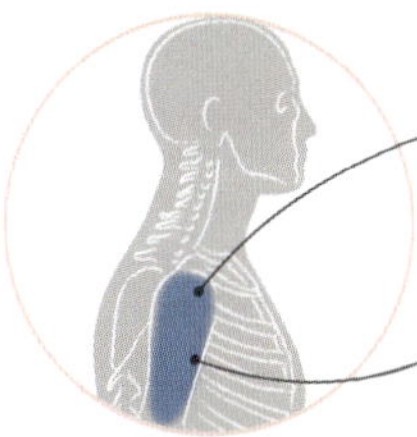

MUSCLES CONCERNÉS

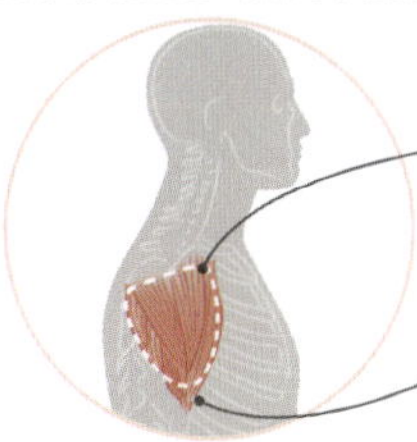

03

Quand vous trouvez un point trigger, appuyez-vous contre le ballon en appliquant une pression douce. Continuez pendant 90 secondes ou jusqu'à sentir un soulagement.

02

Positionnez le ballon entre le mur et le haut du côté de l'épaule douloureuse. Déplacez-le lentement dans un mouvement circulaire jusqu'à trouver une zone sensible.

01

Trouvez les points trigger dans cette zone en utilisant un ballon gonflable. Pour traiter un point spécifique, essayez une balle à points trigger.

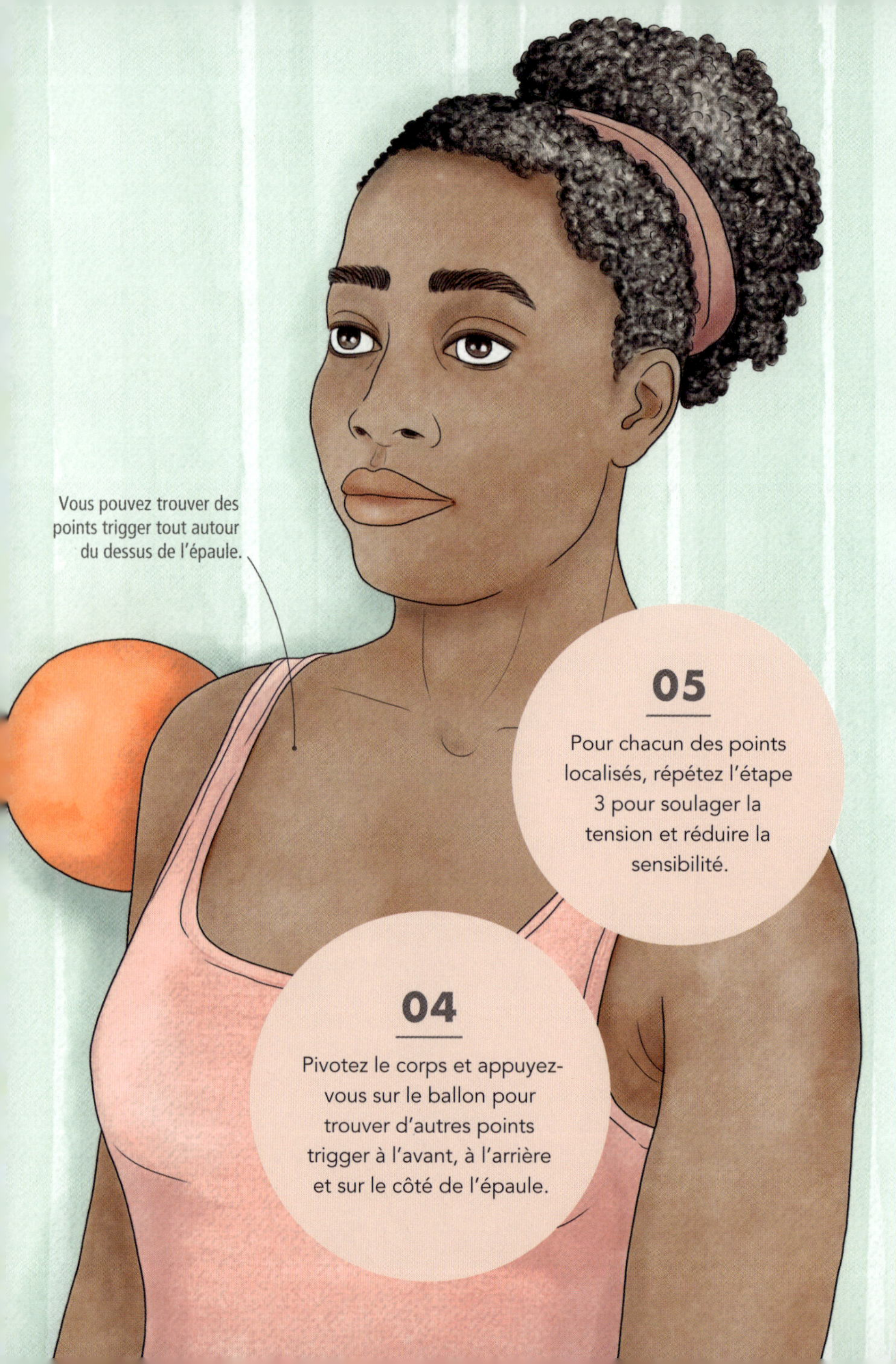
Vous pouvez trouver des points trigger tout autour du dessus de l'épaule.

04

Pivotez le corps et appuyez-vous sur le ballon pour trouver d'autres points trigger à l'avant, à l'arrière et sur le côté de l'épaule.

05

Pour chacun des points localisés, répétez l'étape 3 pour soulager la tension et réduire la sensibilité.

BRAS ET MAINS

Les douleurs aux bras, aux coudes et aux mains sont parmi les plus courantes des affections liées au travail. Un usage prolongé et répétitif du clavier d'ordinateur provoque une fatigue et une irritation des muscles et des tissus mous, menant à une série de lésions attribuables au travail répétitif. Les points trigger sont les causes principales de ces lésions.

COMMENT SE DÉVELOPPENT LES POINTS TRIGGER ?

- Un usage excessif des mains et des doigts, comme pour pianoter sur un clavier ou un Smartphone, peut former des points trigger.
- Certaines activités sportives ou de loisir qui impliquent une action répétitive des mains et des bras, comme le golf, le tennis, la natation ou le piano, la guitare, la flûte, peuvent mener à la formation de points trigger.
- Les points trigger dans cette zone sont souvent confondus avec le syndrome du canal carpien.

SYMPTÔMES DUS AUX POINTS TRIGGER

- Des douleurs aiguës et soudaines ou sourdes et permanentes ;
- Une fatigue et un gonflement, surtout dans les avant-bras ;
- Des fourmillements ou des picotements, principalement dans les doigts et les avant-bras ;
- Un engourdissement et un manque de force pour agripper, qui affectent des actions comme écrire ou tourner un bouton de porte ;
- Une douleur brûlante à l'épaule qui empêche de soulever et de tenir fermement les objets. On l'appelle couramment le *tennis elbow*.

Zones douloureuses
L'emplacement et le type de douleur dans le bras ou la main peuvent vous aider à identifier les meilleurs endroits où chercher les points trigger responsables.

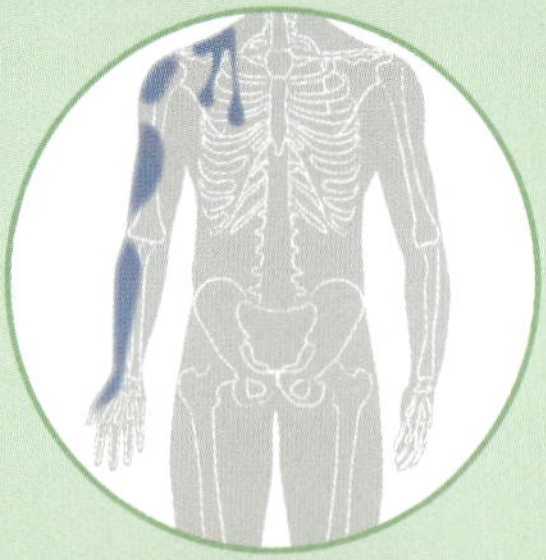

Points trigger possibles :
CÔTÉ DU COU 2, pages 72-73

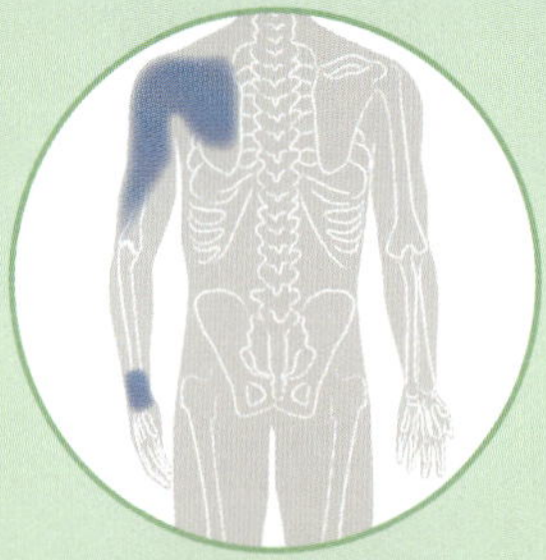

Points trigger possibles :
CÔTÉ DE L'AISSELLE 2, pages 74-75

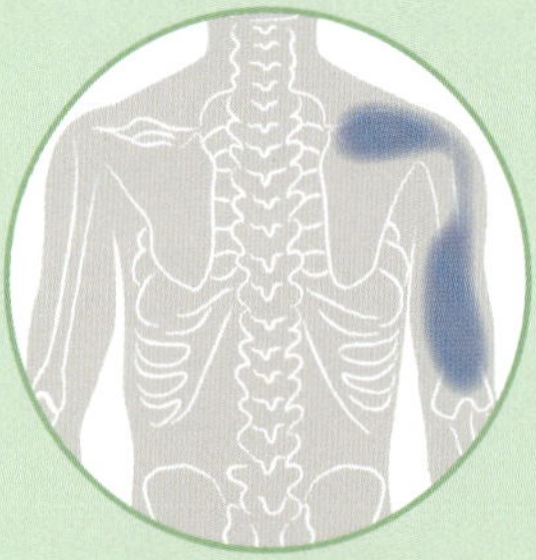

Points trigger possibles :
POITRINE 2, pages 76-77

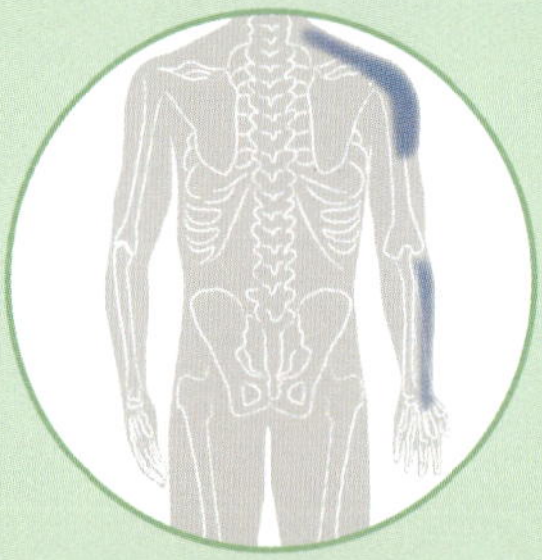

Points trigger possibles :
AVANT DU BRAS, pages 78-79

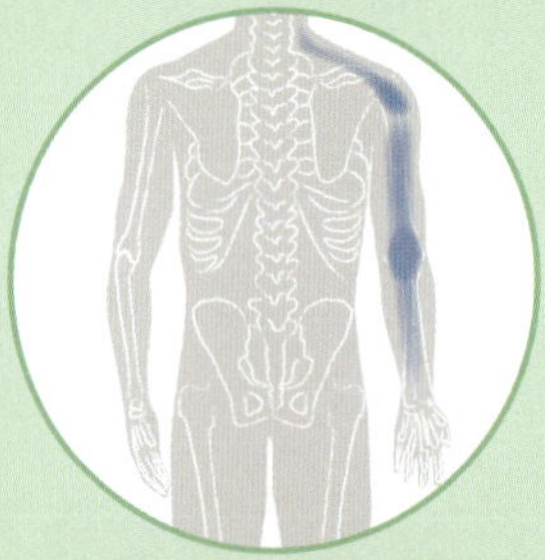

Points trigger possibles :
ARRIÈRE DU BRAS, pages 80-81

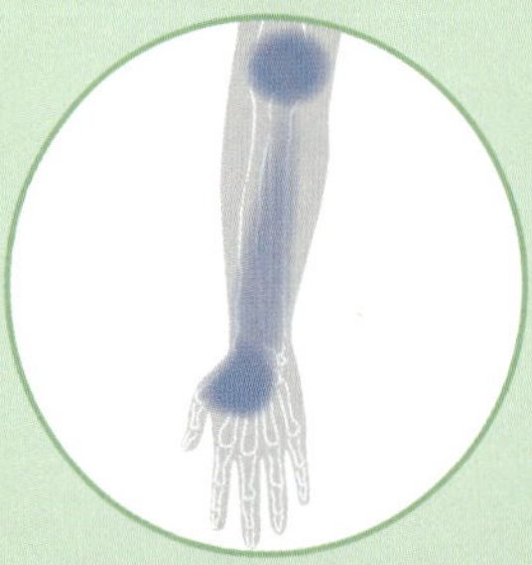

Points trigger possibles :
ARRIÈRE DE L'AVANT-BRAS, pages 82-83

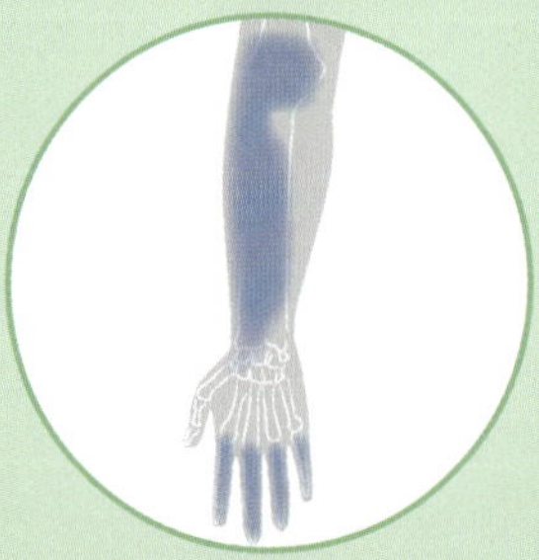

Points trigger possibles :
AVANT DE L'AVANT-BRAS, pages 84-85

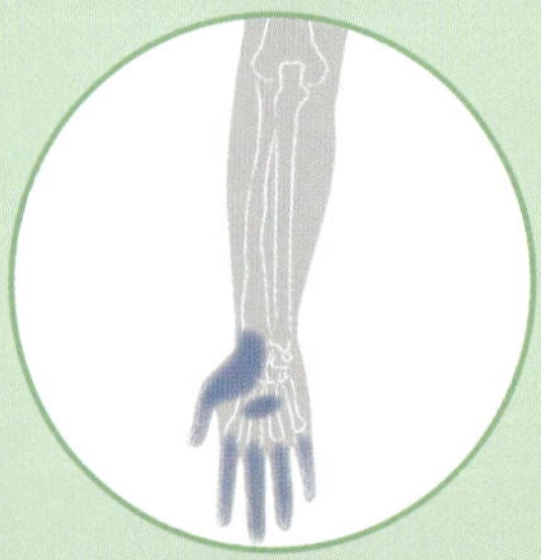

Points trigger possibles :
PAUME DE LA MAIN, pages 86-87

Suite ▶▶

Localisation des points trigger

Ces planches anatomiques vous aideront à localiser vos points trigger et à naviguer vers les pages qui décrivent la manière de les traiter.

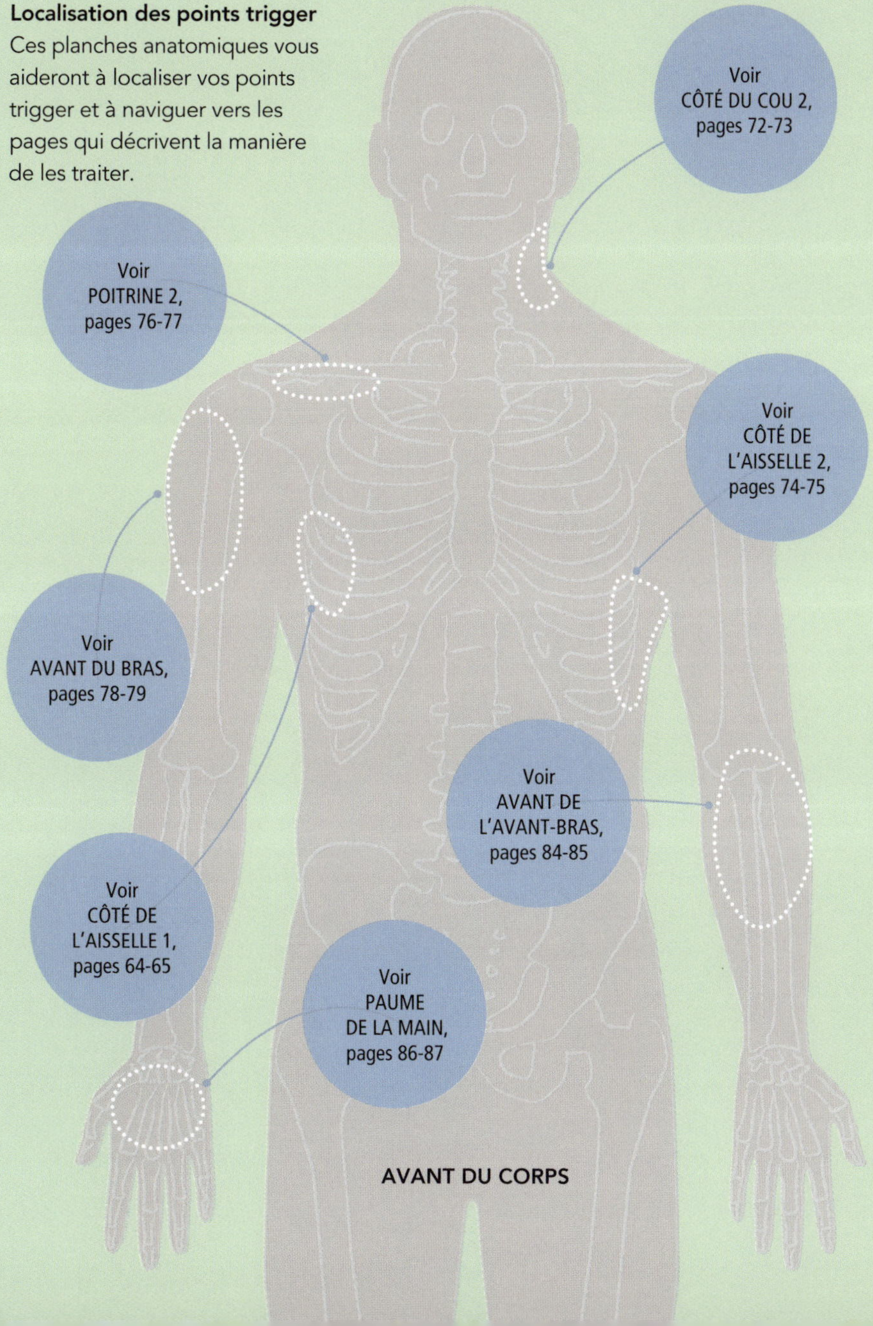

AVANT DU CORPS

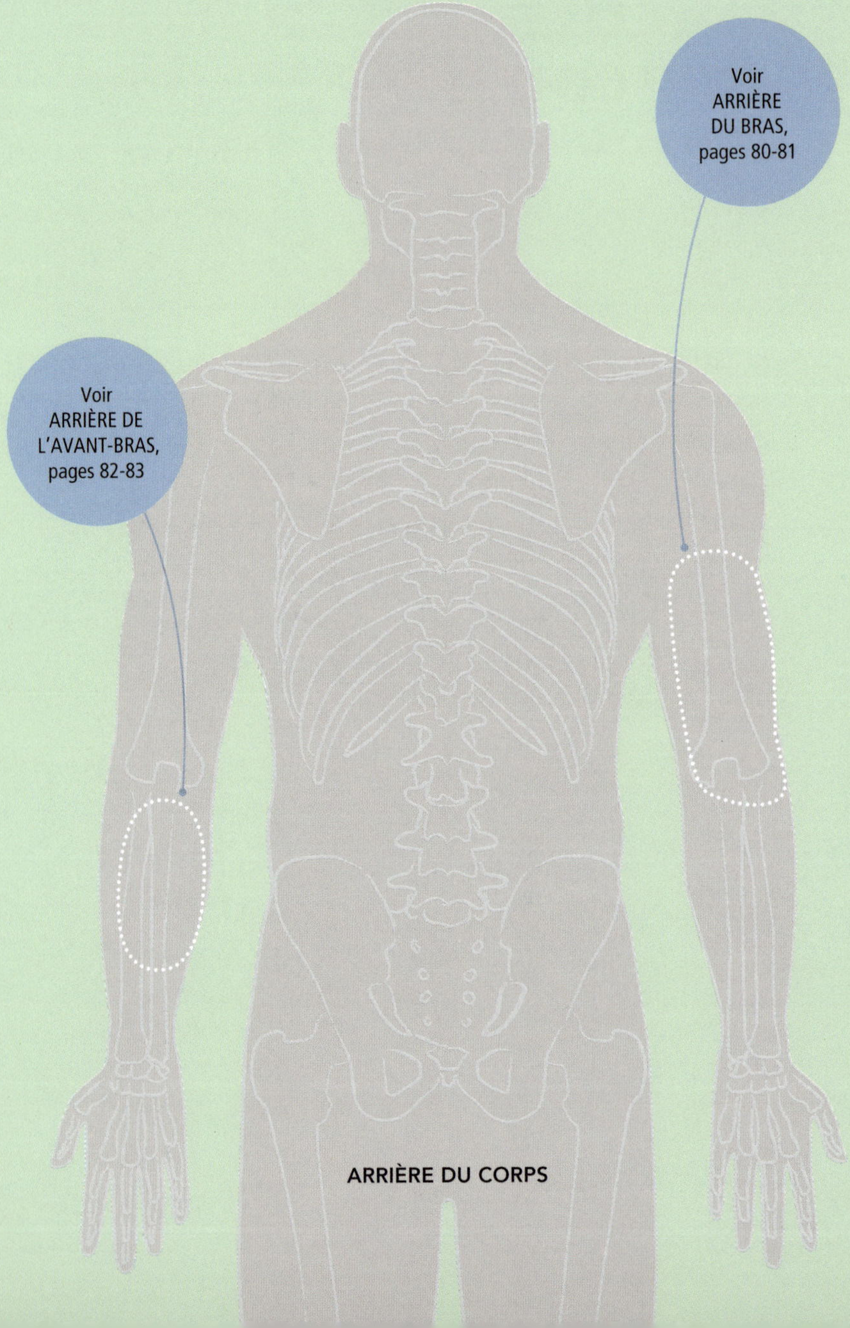

ARRIÈRE DU CORPS

CÔTÉ DU COU 2

Les points trigger sur le côté du cou peuvent affecter les bras, car c'est l'endroit d'où les nerfs sortent de la moelle épinière. Ils provoquent des lésions dues au travail répétitif et une diminution de la force musculaire. Ils sont généralement causés par des mouvements répétés et prolongés des bras et des mains, comme pour tapoter sur un clavier.

01

Allongez-vous au sol ou sur un lit, sur le côté de vos douleurs. Placez un petit coussin sous votre tête pour le confort.

02

Placez une balle sous votre cou, vers le milieu. Un ballon gonflable fait mieux l'affaire, car il exerce une pression plus douce sur cette zone sensible.

SCHÉMAS POSSIBLES DES DOULEURS

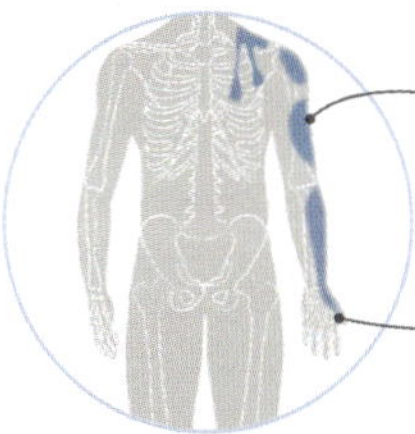

MUSCLES CONCERNÉS

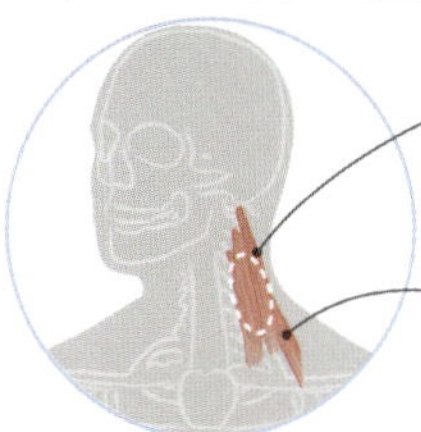

03

Détendez votre corps sur le ballon. Restez simplement allongé, le poids de votre cou traite les points trigger de la zone.

04

Gardez la position en attendant une sensation de relâchement – si elle ne vient pas, arrêtez après 90 secondes et recommencez le lendemain.

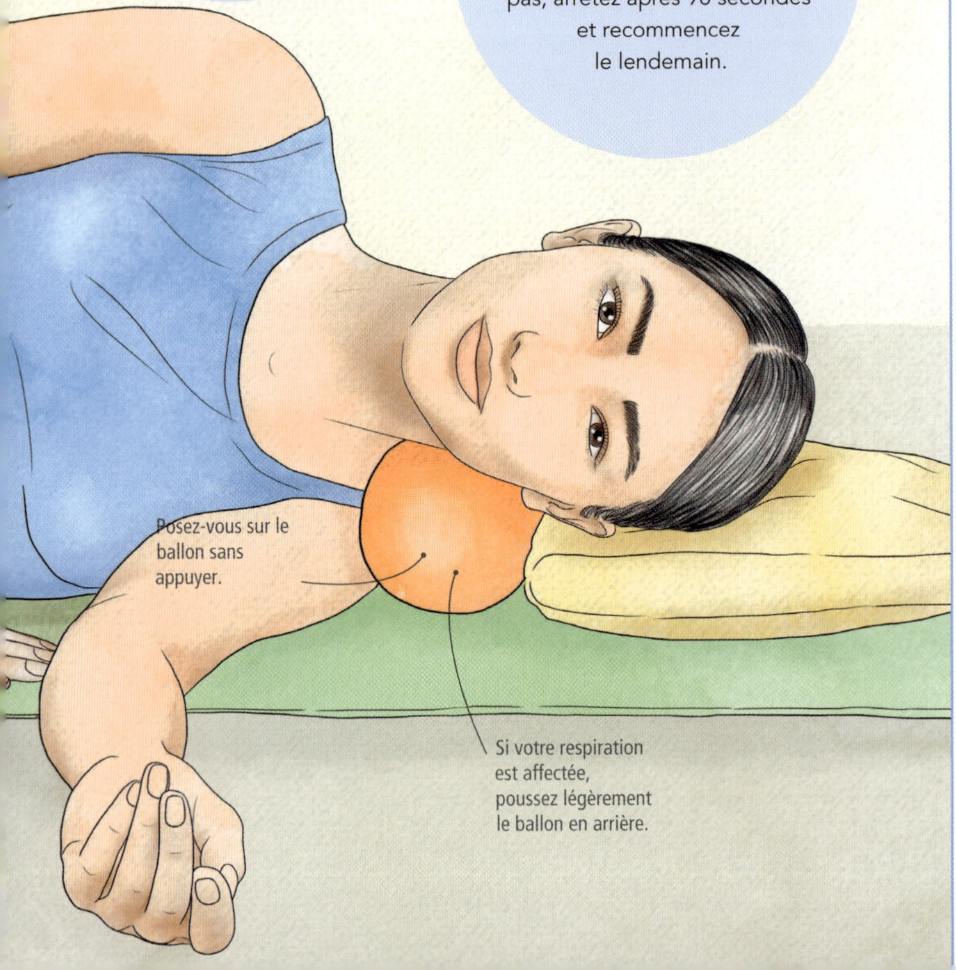

CÔTÉ DE L'AISSELLE 2

Les muscles de la zone entourant l'aisselle peuvent se durcir quand ils sont trop sollicités – le travail sur ordinateur avec les bras devant vous sur de longues périodes est une cause courante de ce problème. Les points trigger provoquent des restrictions des mouvements du bras et une douleur à la fois à l'arrière de l'épaule et du bras.

SCHÉMAS POSSIBLES DES DOULEURS

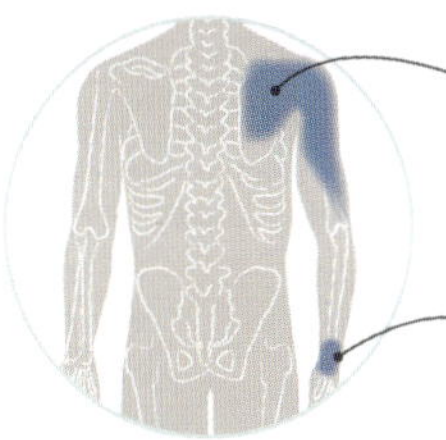

MUSCLES CONCERNÉS

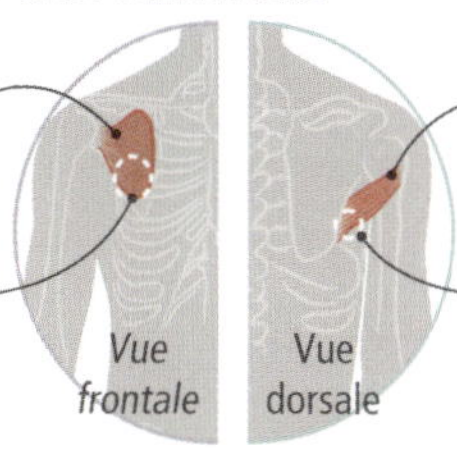

01

Allongez-vous sur votre côté douloureux. Levez le bras du même côté au-dessus de la tête. Si la position est inconfortable, appuyez-vous sur une balle contre un mur (voir page 20).

02

Palpez le long de votre aisselle avec l'autre main pour trouver le bord de l'omoplate, qui ressemble à une crête osseuse. Tâtez avec les doigts à la recherche de points douloureux.

03

Placez un ballon gonflable à l'arrière de votre aisselle, sur le point trigger sensible que vous avez localisé. Posez-vous sur le ballon et détendez votre corps dans la position.

04

Reposez-vous sur le point sensible sans appuyer jusqu'à son relâchement ou pendant 90 secondes. Traitez les autres points trigger de la même manière.

05

Pour traiter le haut de l'aisselle, déplacez le ballon pour le poser sur les autres points trigger et répétez l'étape 4 pour les détendre.

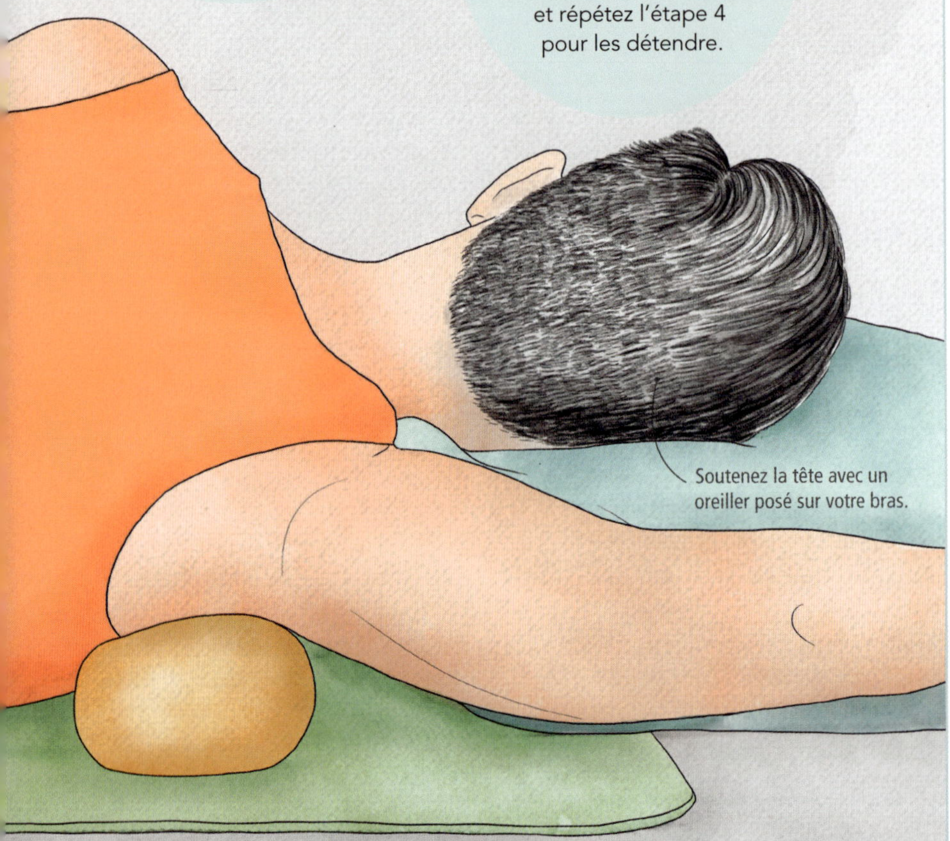

POITRINE 2

Le nom du muscle *subclavier* indique sa position, directement sous la clavicule. Pour sa taille, ce muscle minuscule est capable de causer un nombre disproportionné de désagréments. Les points trigger ici provoquent des douleurs dans le bras, la main et les doigts. Quand le muscle est contracté, par exemple en conséquence d'un travail intense sur ordinateur, il tire l'épaule vers l'avant.

SCHÉMAS POSSIBLES DES DOULEURS

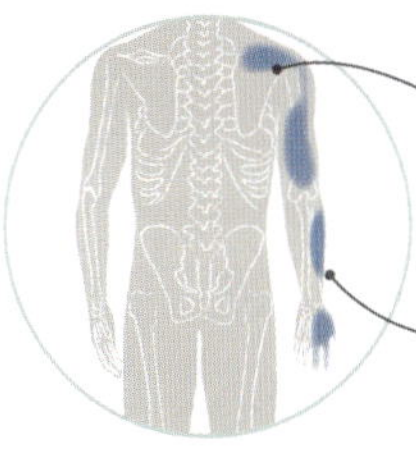

MUSCLES CONCERNÉS

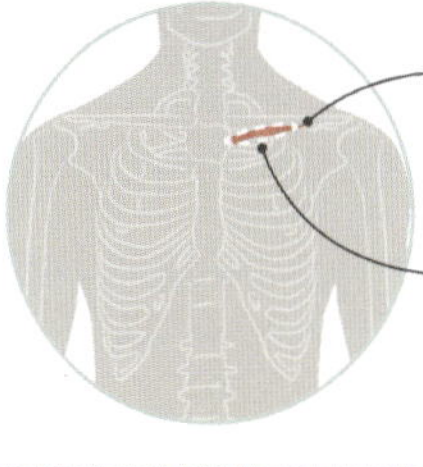

01

Posez les doigts de la main opposée au côté douloureux sur la clavicule.

02

Enfoncez votre majeur sous la clavicule. Si l'endroit est très tendu, créez un peu d'espace en arrondissant votre épaule vers l'avant.

03

En travaillant avec précaution, poussez votre doigt doucement vers l'os. Vous saurez quand vous aurez affaire à un point trigger, parce qu'il sera très sensible.

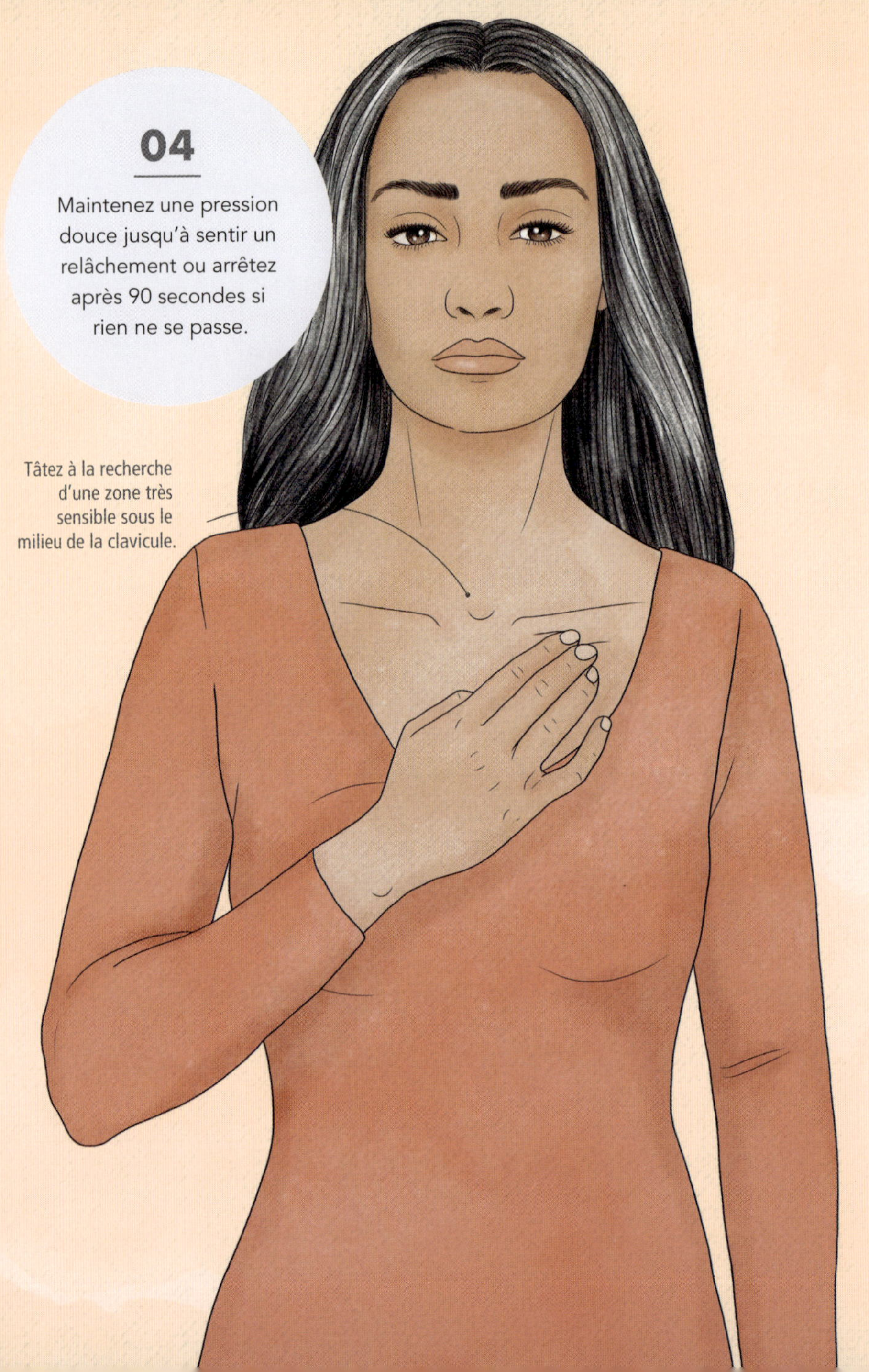
04
Maintenez une pression douce jusqu'à sentir un relâchement ou arrêtez après 90 secondes si rien ne se passe.
Tâtez à la recherche d'une zone très sensible sous le milieu de la clavicule.

AVANT DU BRAS

Vous pouvez développer des points trigger, provoqués par des mouvements répétitifs, à l'avant du bras, mais vous ne devriez pas souvent ressentir de douleur à l'endroit même des points. Elle irradie plutôt dans les épaules, l'arrière du bras, l'avant-bras et la main. Les points trigger dans cette zone empêchent également parfois d'allonger le bras.

SCHÉMAS POSSIBLES DES DOULEURS

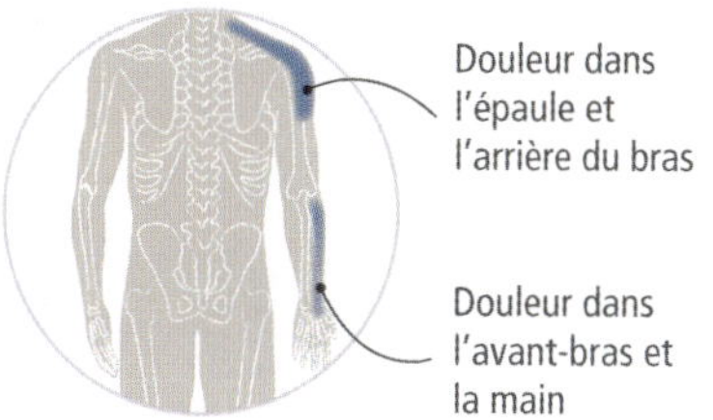

MUSCLES CONCERNÉS

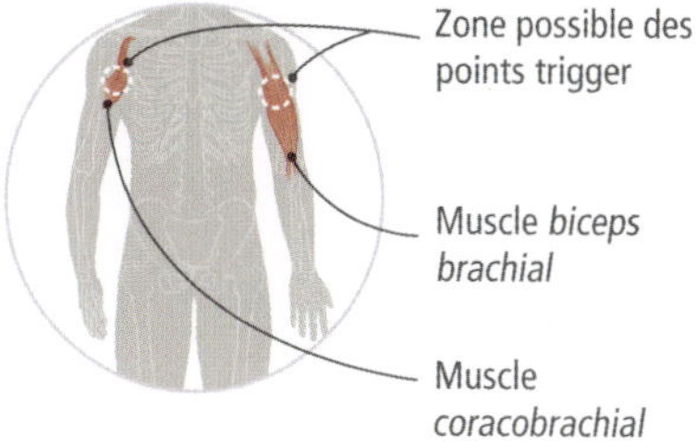

01

Formez un poing souple avec la main opposée au côté douloureux. Placez vos phalanges près du haut de votre bras endolori.

02

Lentement et en douceur, « ratissez » avec le poing en descendant le long du bras vers le coude. Arrêtez-vous quand vous rencontrez une zone sensible. Appliquez une pression jusqu'à relâchement ou après 90 secondes si rien ne se passe.

03

Continuez de descendre votre poing vers le coude, en traitant les autres points selon l'étape 2.

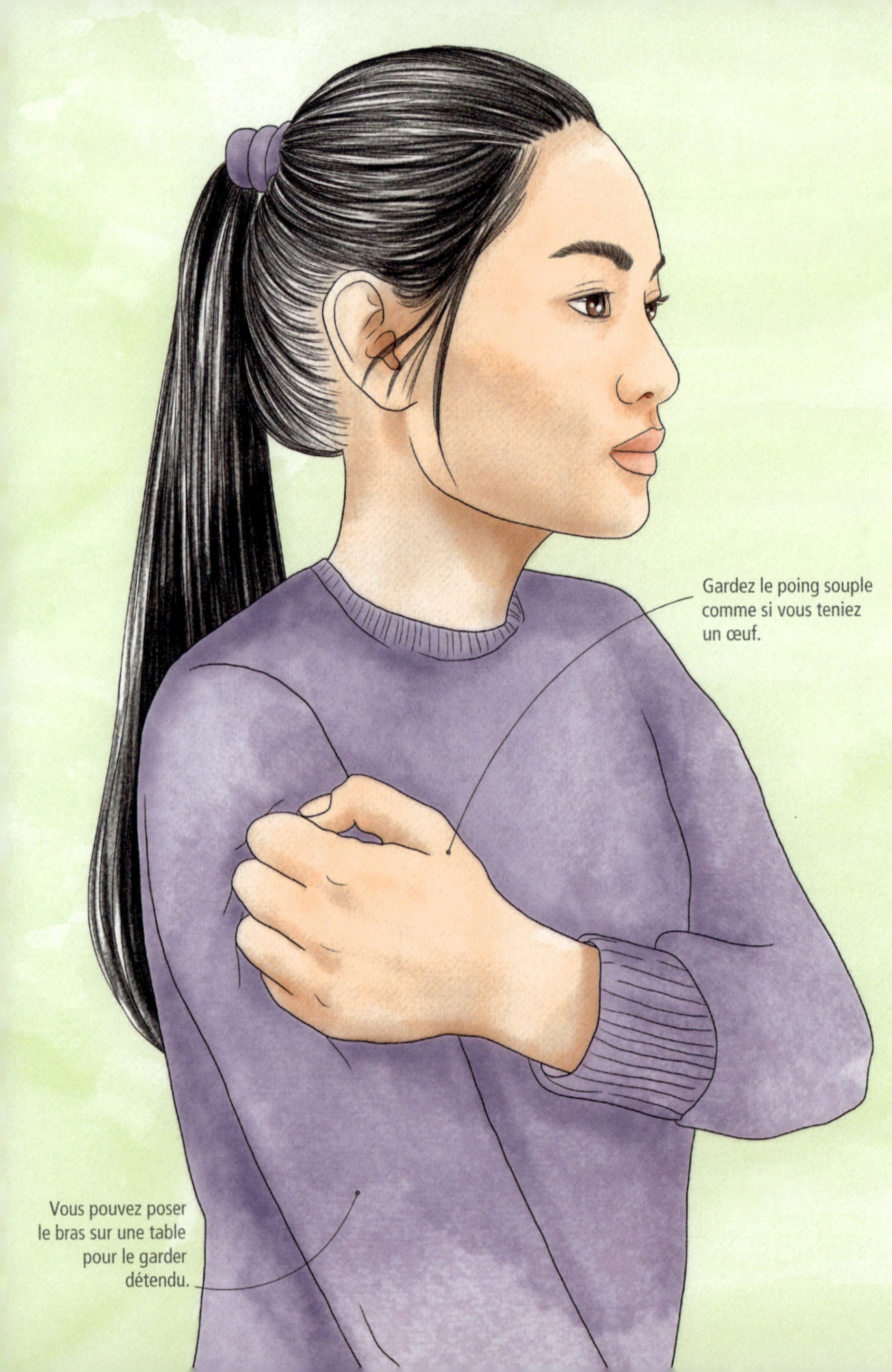
Gardez le poing souple comme si vous teniez un œuf.
Vous pouvez poser le bras sur une table pour le garder détendu.

ARRIÈRE DU BRAS

Le muscle à l'arrière du bras est sujet aux excès dans une variété d'activités, en particulier lorsque l'on utilise des béquilles ou un bâton de marche. Les points trigger dans cette zone se ressentent depuis le cou et l'épaule jusqu'à la main et les doigts. Ils peuvent provoquer une douleur dans le coude, l'empêchant de se poser sur une table ou un fauteuil.

SCHÉMAS POSSIBLES DES DOULEURS

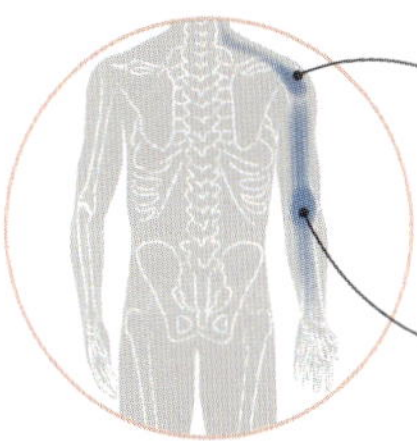

MUSCLES CONCERNÉS

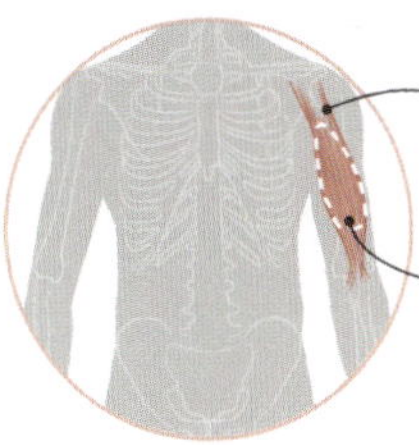

01

Pour traiter cette zone, utilisez un ballon gonflable ou une balle à points trigger – selon ce qui vous paraît le plus confortable.

02

Servez-vous des doigts de la main opposée pour trouver les points sensibles à l'arrière de votre bras.

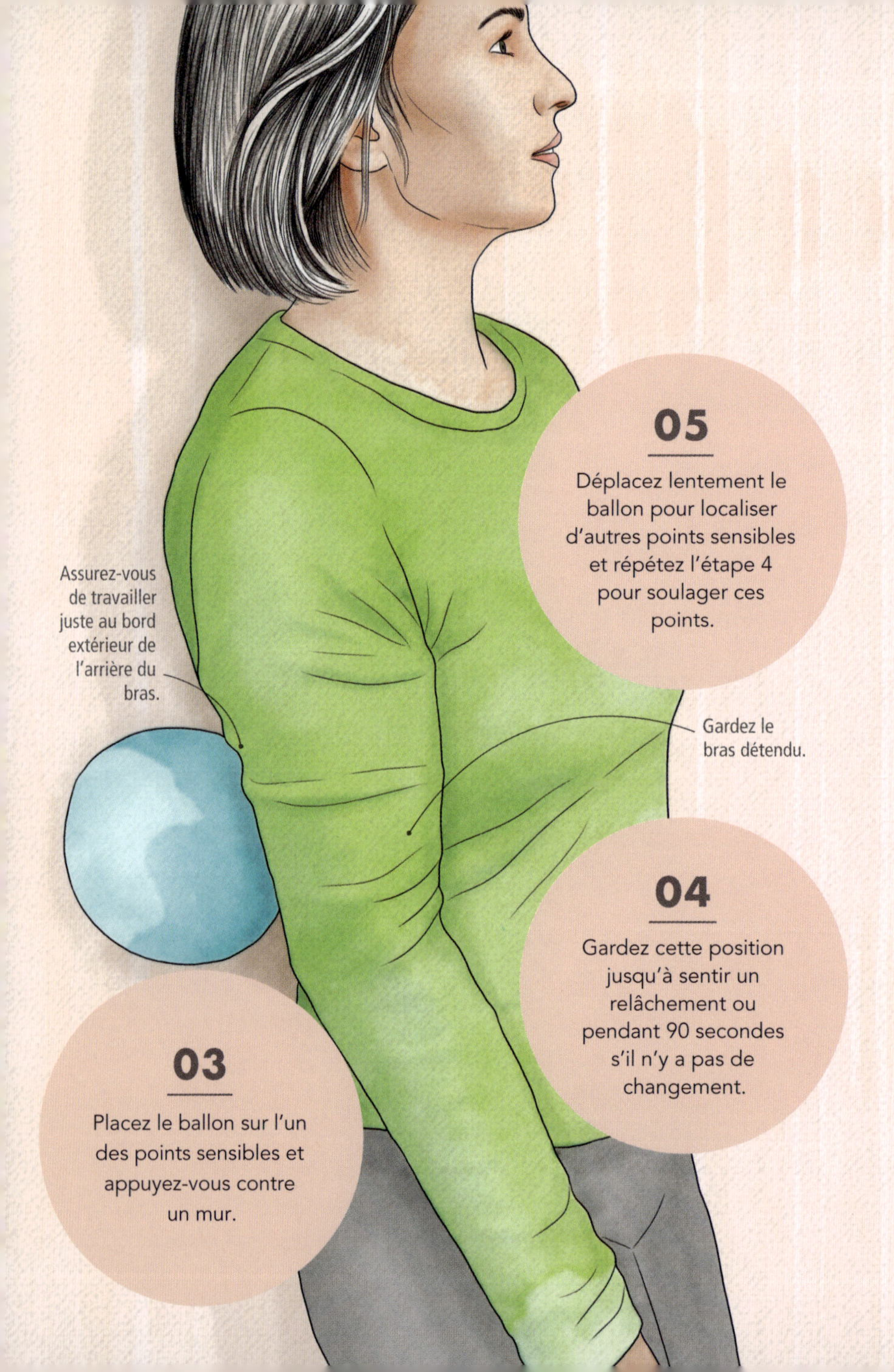

03

Placez le ballon sur l'un des points sensibles et appuyez-vous contre un mur.

04

Gardez cette position jusqu'à sentir un relâchement ou pendant 90 secondes s'il n'y a pas de changement.

05

Déplacez lentement le ballon pour localiser d'autres points sensibles et répétez l'étape 4 pour soulager ces points.

01

Posez votre avant-bras endolori sur une table ou une surface plate. Si vous préférez utiliser une balle, tournez la paume vers le haut.

02

Formez un poing souple avec l'autre main et posez-le sur le dos de votre avant-bras, juste sous le coude. Si vous utilisez une balle, placez-la entre votre avant-bras et la table.

03

« Ratissez » de vos phalanges le long de votre avant-bras, à la recherche de points trigger. Si vous utilisez une balle, pressez doucement votre bras dessus et faites-la rouler le long de l'avant-bras.

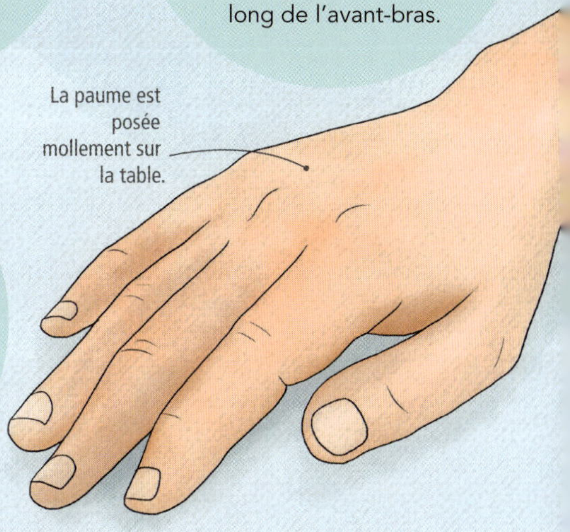

ARRIÈRE DE L'AVANT-BRAS

Les petits muscles *extenseurs* à l'arrière de l'avant-bras contractent et étirent vos doigts. Ils travaillent avec les muscles *fléchisseurs* (voir pages 84-85) pour créer les mouvements précis de vos doigts. Ces petits muscles se fatiguent rapidement et créent des points trigger. En plus de la douleur, ceux-ci provoquent une sensation de faiblesse lorsque l'on souhaite agripper un objet.

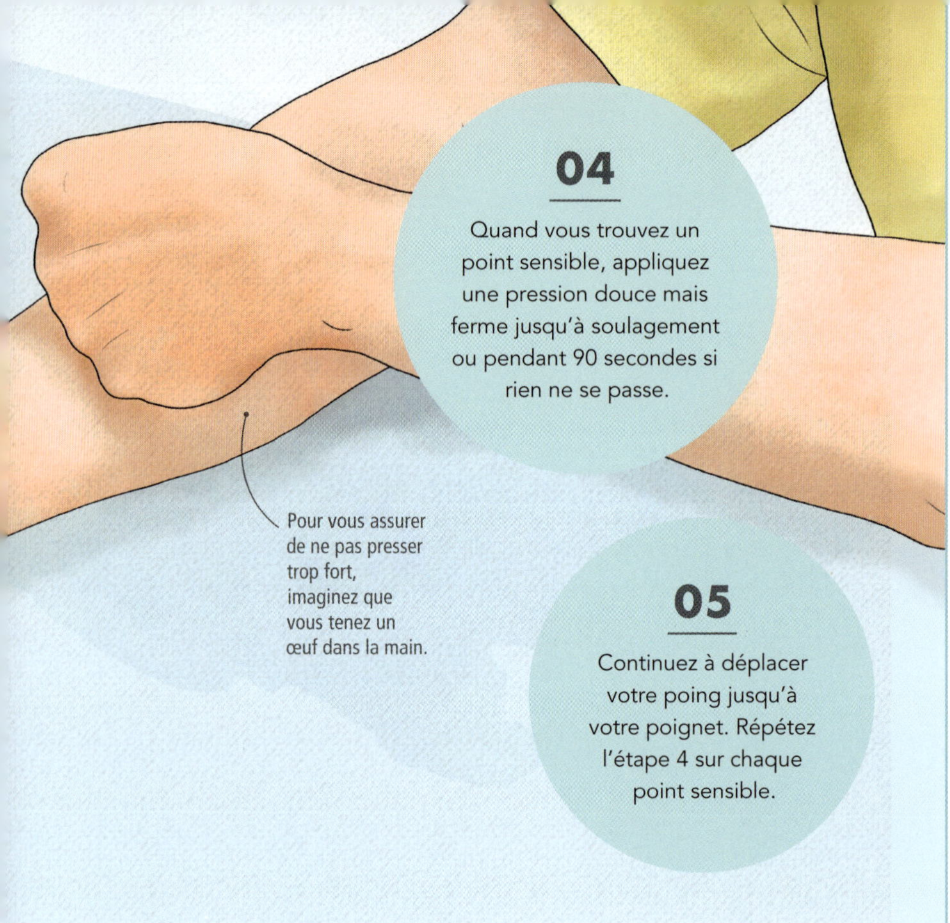

Pour vous assurer de ne pas presser trop fort, imaginez que vous tenez un œuf dans la main.

04

Quand vous trouvez un point sensible, appliquez une pression douce mais ferme jusqu'à soulagement ou pendant 90 secondes si rien ne se passe.

05

Continuez à déplacer votre poing jusqu'à votre poignet. Répétez l'étape 4 sur chaque point sensible.

SCHÉMAS POSSIBLES DES DOULEURS

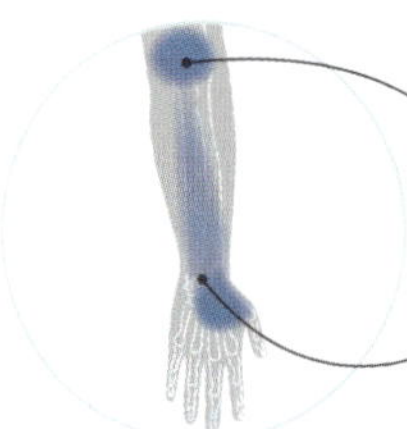

MUSCLES CONCERNÉS

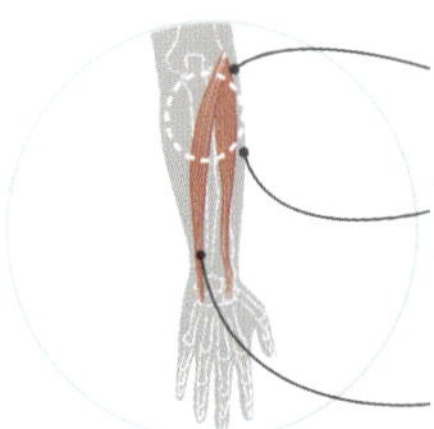

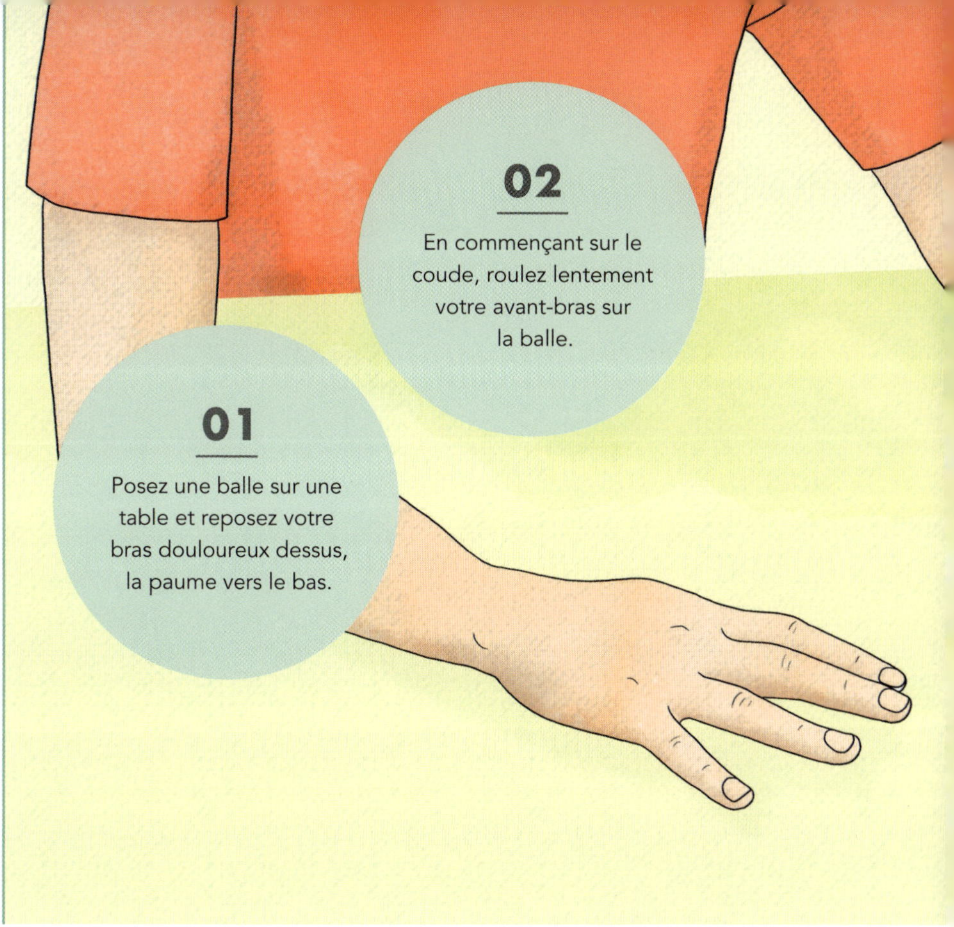

AVANT DE L'AVANT-BRAS

Les petits muscles à l'avant de votre avant-bras fléchissent les doigts, en travaillant avec les muscles extenseurs (voir pages 82-83) pour permettre des mouvements précis des doigts. Comme les extenseurs, ces muscles fléchisseurs se fatiguent rapidement, et cela peut créer des points trigger. Comme avec les douleurs dans la main et le bras, ces points provoquent une perte de force lorsque l'on souhaite agripper un objet.

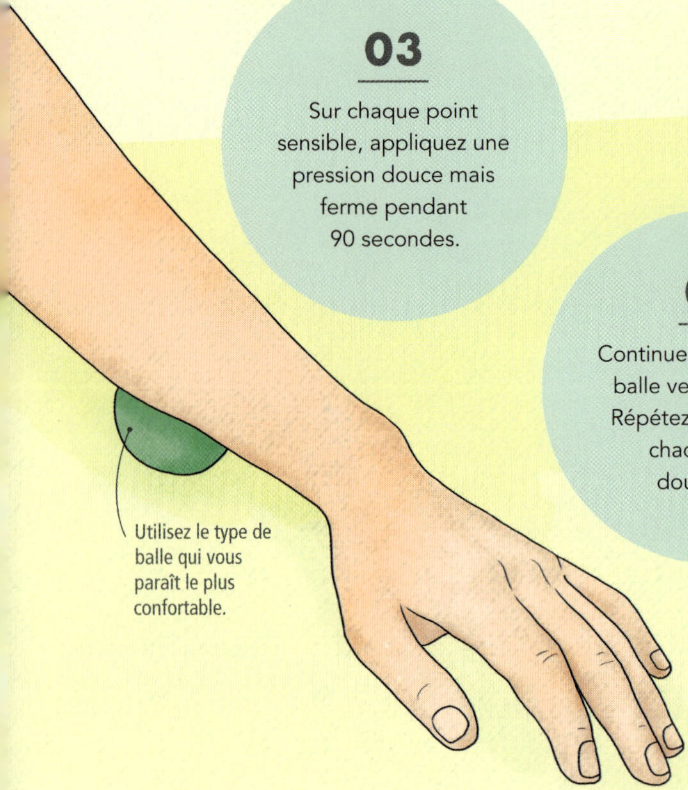

03

Sur chaque point sensible, appliquez une pression douce mais ferme pendant 90 secondes.

04

Continuez à déplacer la balle vers le poignet. Répétez l'étape 3 sur chaque point douloureux.

SCHÉMAS POSSIBLES DES DOULEURS

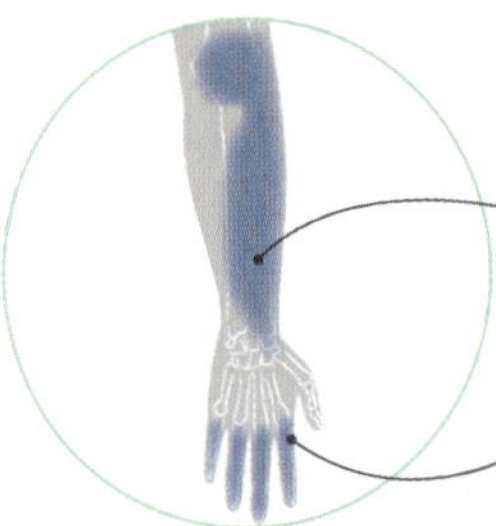

MUSCLES CONCERNÉS

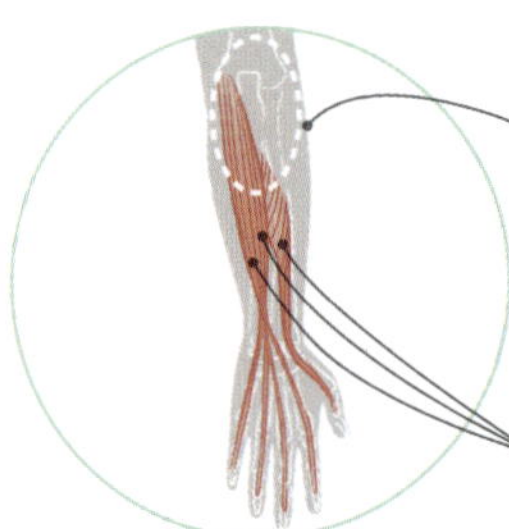

PAUME DE LA MAIN

La paume, les doigts et les pouces travaillent de concert pour exécuter des mouvements précis. Ces petits muscles se fatiguent rapidement, ce qui crée des points trigger. Les symptômes (douleur ou raideur dans les doigts, engourdissement, difficulté à tenir fermement les objets) sont souvent diagnostiqués comme tendinite.

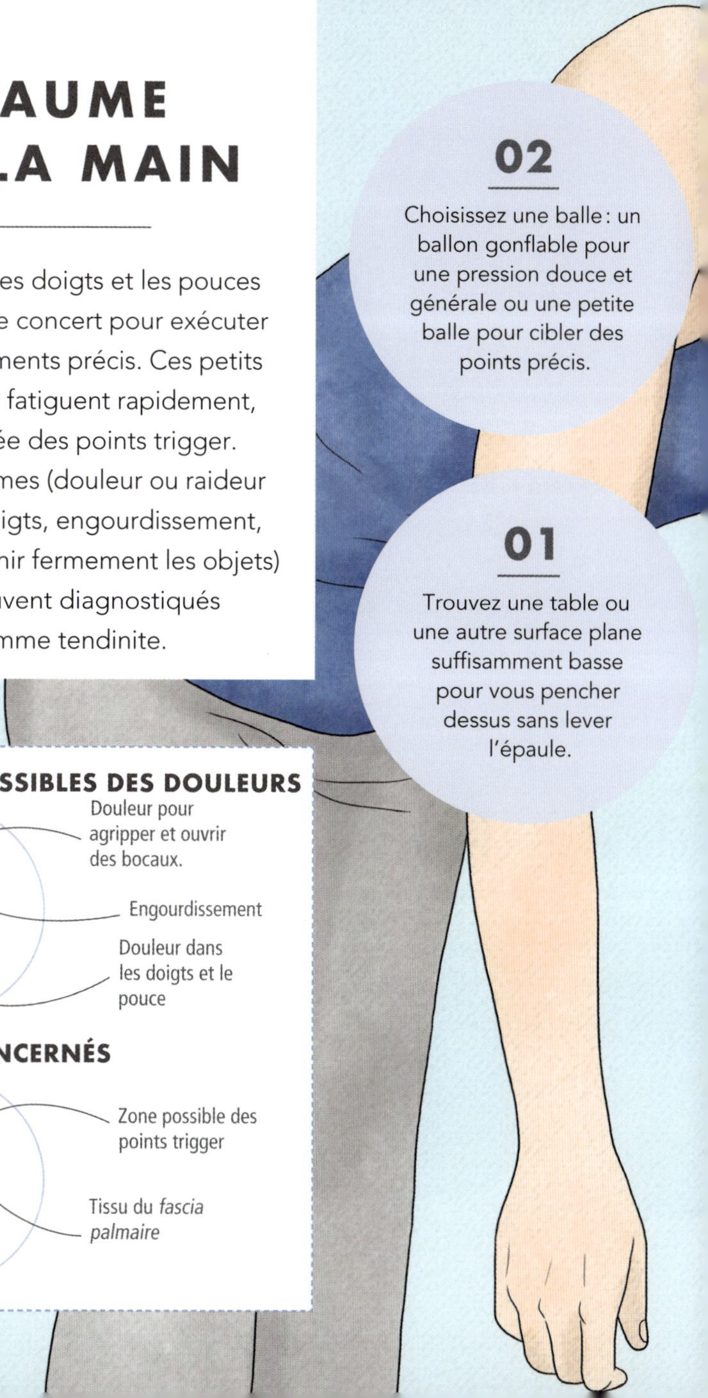

01

Trouvez une table ou une autre surface plane suffisamment basse pour vous pencher dessus sans lever l'épaule.

02

Choisissez une balle : un ballon gonflable pour une pression douce et générale ou une petite balle pour cibler des points précis.

SCHÉMAS POSSIBLES DES DOULEURS

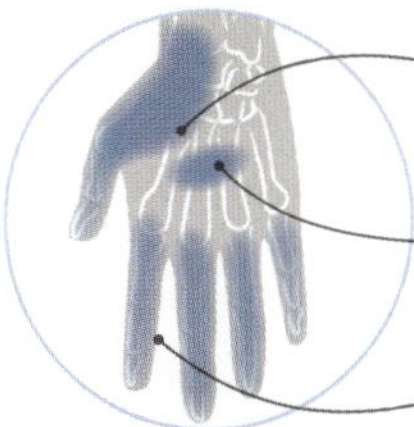

MUSCLES CONCERNÉS

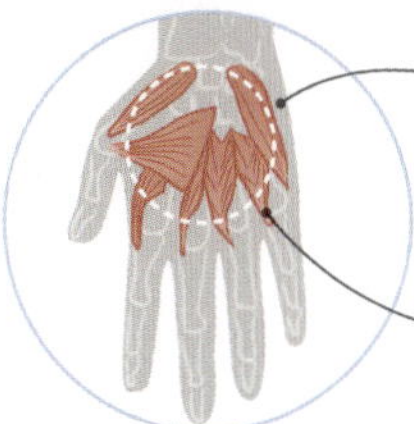

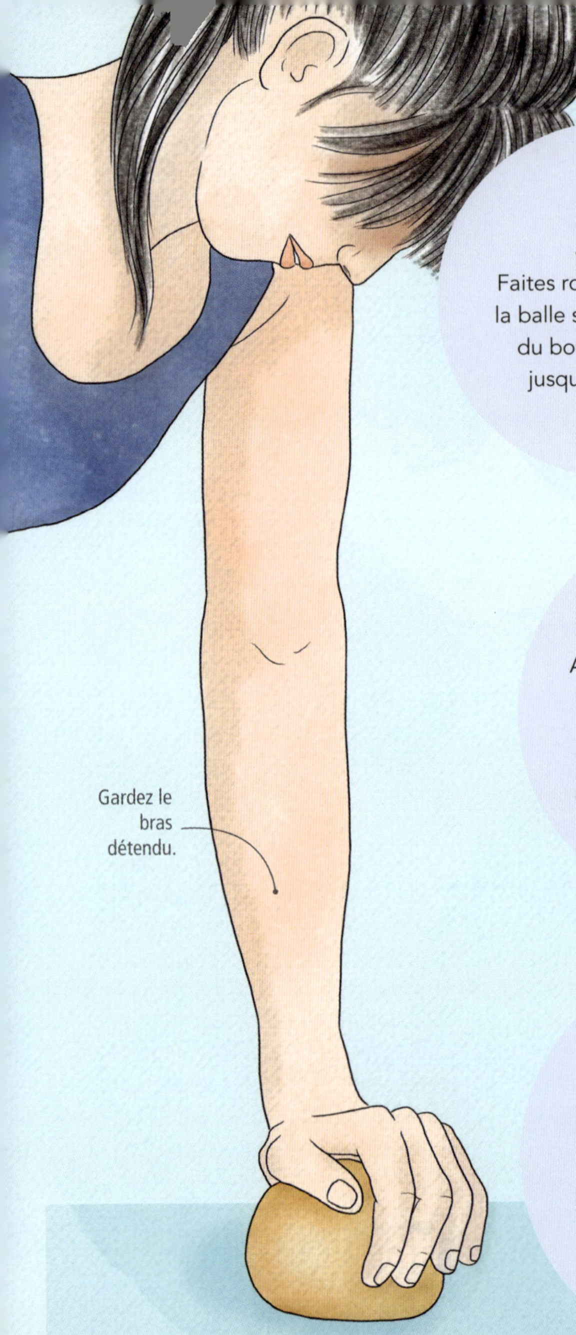

03

Faites rouler lentement la balle sous votre main, du bout des doigts jusqu'au poignet.

04

Arrêtez-vous à chaque point sensible et appliquez une pression jusqu'à ressentir un soulagement ou cessez après 90 secondes s'il n'y a pas de changement.

05

Continuez de rouler votre main sur la balle. Arrêtez-vous sur chaque point sensible et répétez l'étape 4 pour le soulager.

HAUT ET MILIEU DU DOS

Le mal de dos est la douleur chronique la plus répandue dans les pays industrialisés. Les points trigger dans le cou, les épaules, la poitrine et le dos provoquent des douleurs et d'autres symptômes ressentis dans le haut et le milieu du dos.

COMMENT SE DÉVELOPPENT LES POINTS TRIGGER ?

- Trop de temps passé sur des ordinateurs et des téléphones portables verrouille le dos dans une position artificielle visant à soutenir les bras et les mains, ce qui crée des points trigger.
- L'avachissement tire sur le dos et crée d'autres points trigger.
- Une tension dans les muscles du dos, provoquée par une mauvaise position pour soulever et porter des fardeaux, peut créer des points trigger.

SYMPTÔMES DUS AUX POINTS TRIGGER

- Des douleurs aiguës dans et autour des omoplates qui sont souvent pires quand on reste assis que quand on bouge.
- Une douleur au milieu du dos pour soulever ou porter des objets lourds. Les gens pensent souvent que leur dos s'est affaibli alors qu'il s'agit de points trigger.
- La sensation que vos épaules sont coincées dans la position arrondie ou remontées vers les oreilles. Un étirement permet de les détendre, mais elles finissent toujours par remonter.
- Des points sensibles dans le dos et des douleurs aiguës quand vous toussez ou inspirez profondément. Ils se forment généralement à la suite d'une crise de toux ou d'une infection pulmonaire ou si vous avez de l'asthme.
- Une raideur et une douleur dans le dos dérivant d'une affection de la colonne vertébrale, comme la scoliose (courbure de la colonne) et la spondylarthrite ankylosante (inflammation chronique de la colonne). Le traitement des points trigger peut soulager l'inconfort généré par ces affections.

Zones douloureuses

L'emplacement et le type de douleur dans le dos peuvent vous aider à identifier les meilleurs endroits où chercher les points trigger responsables.

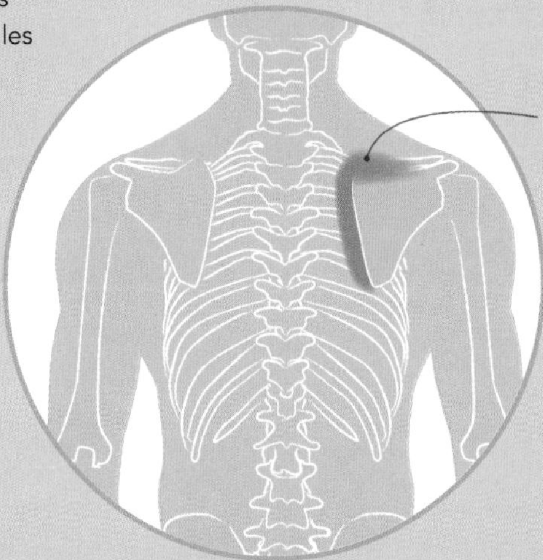

Points trigger possibles :
ENTRE LES OMOPLATES, pages 92-93

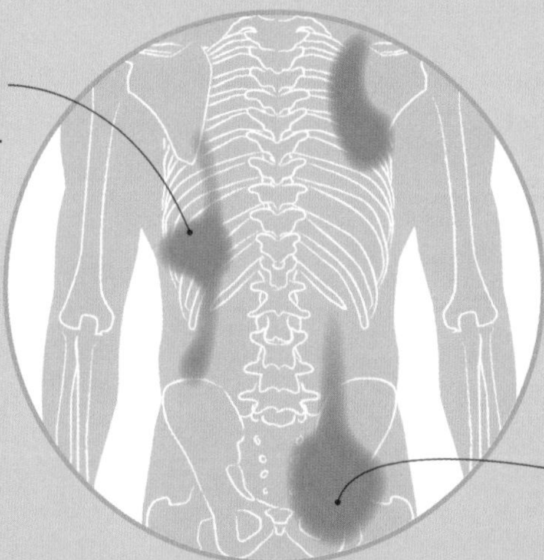

Points trigger possibles :
DOS, pages 94-95

Suite ▶▶

Localisation des points trigger

Ces planches anatomiques vous aideront à localiser vos points trigger et à naviguer vers les pages qui décrivent la manière de les traiter.

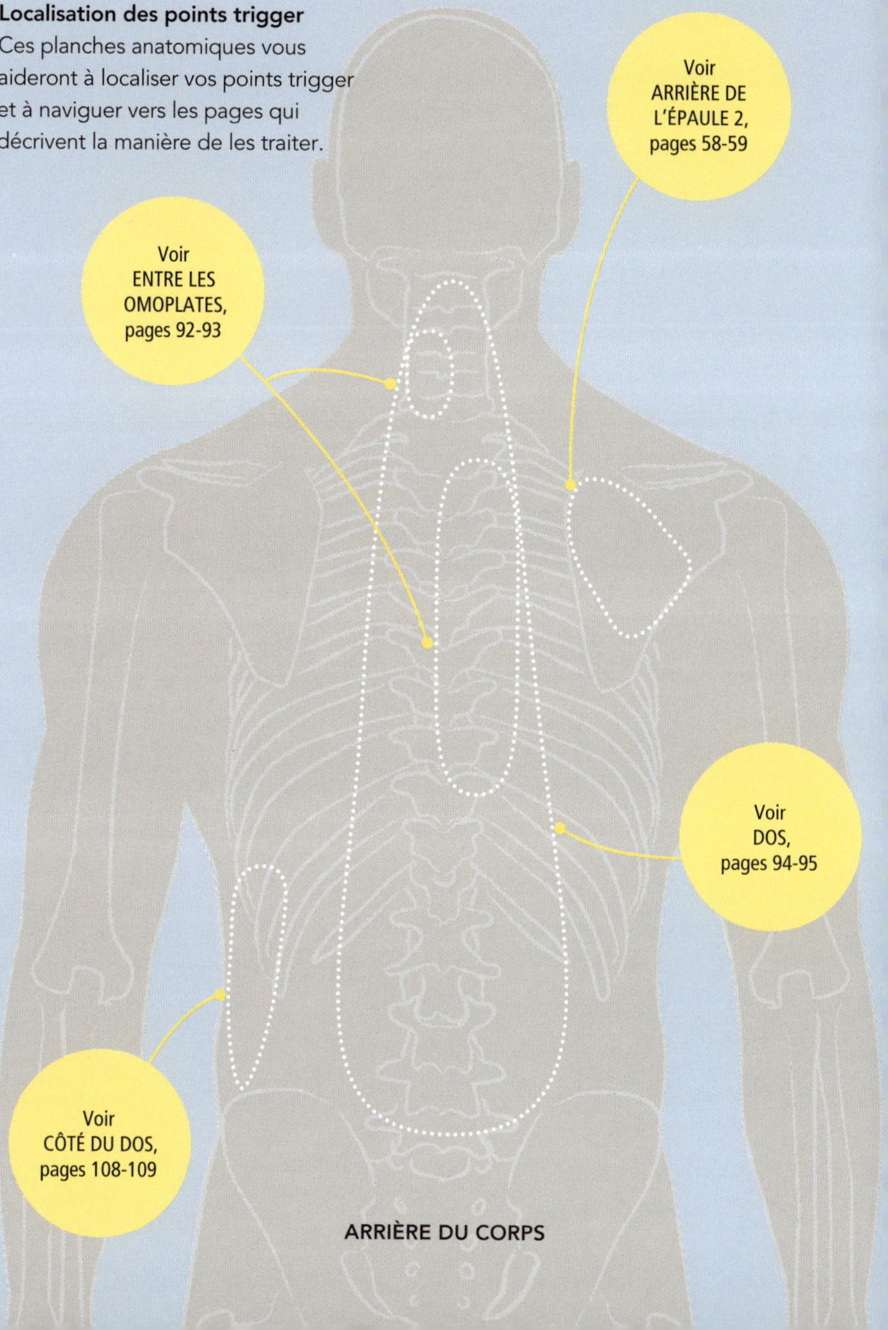

ARRIÈRE DU CORPS

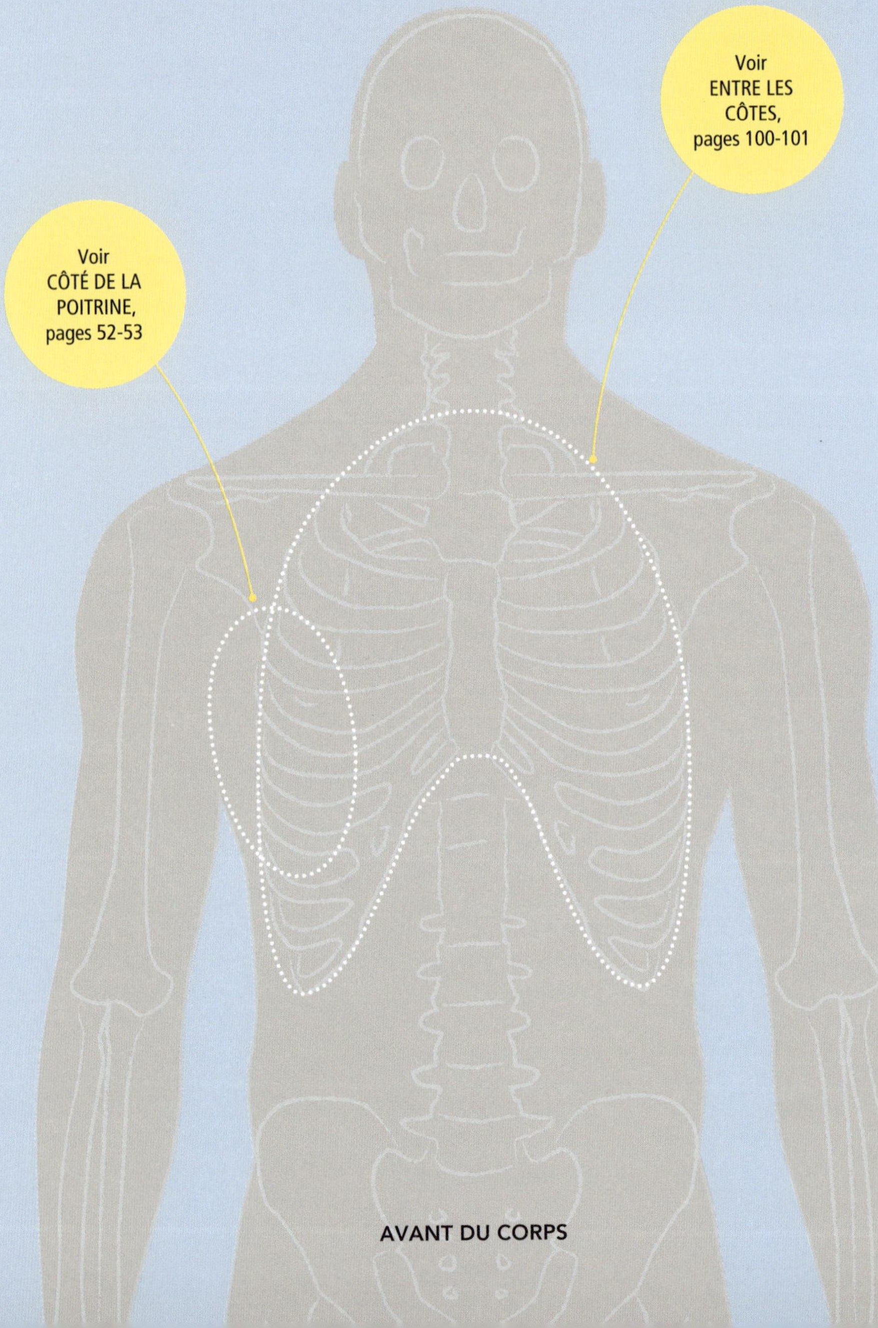
Voir
ENTRE LES
CÔTES,
pages 100-101
Voir
CÔTÉ DE LA
POITRINE,
pages 52-53
AVANT DU CORPS

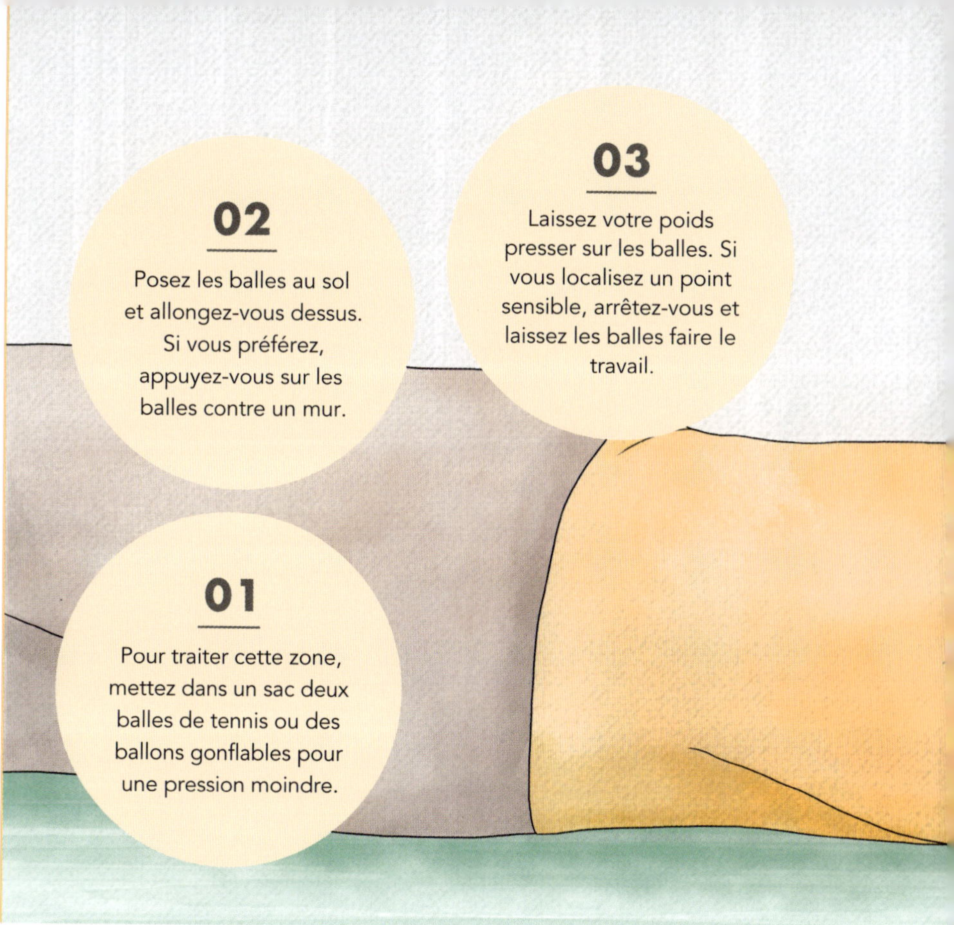

ENTRE LES OMOPLATES

Les muscles *rhomboïdes* attachent les omoplates à la colonne vertébrale et les ramènent en arrière quand vous tirez quelque chose vers vous. S'ils sont bloqués dans une position trop tendue, ils arrondissent les épaules. Des points trigger ici provoquent une douleur sur l'un des côtés – ou les deux – du haut du dos.

04

Gardez la position pendant 90 secondes ou jusqu'à sentir un soulagement. Continuez à vous déplacer sur la zone pour traiter d'éventuels autres points trigger de la même manière.

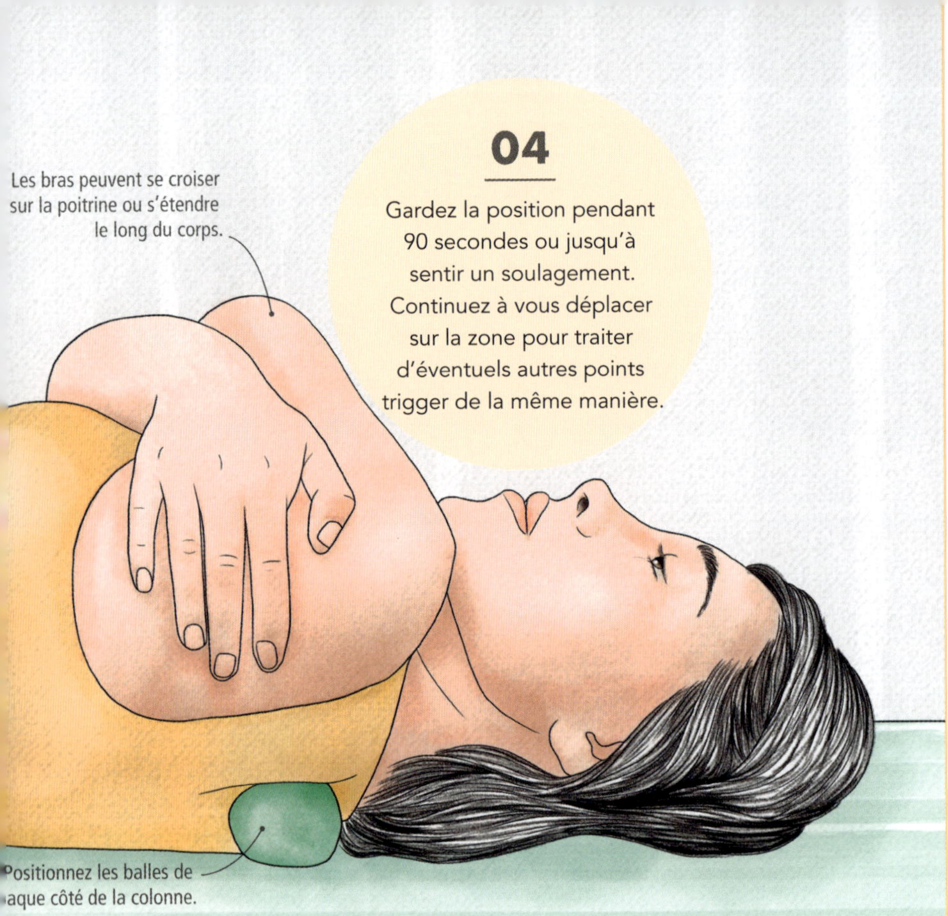

SCHÉMAS POSSIBLES DES DOULEURS

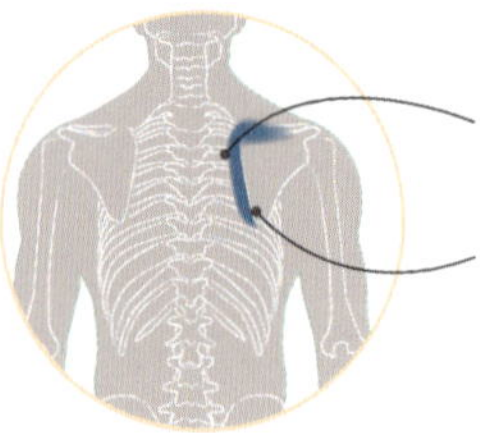

MUSCLES CONCERNÉS

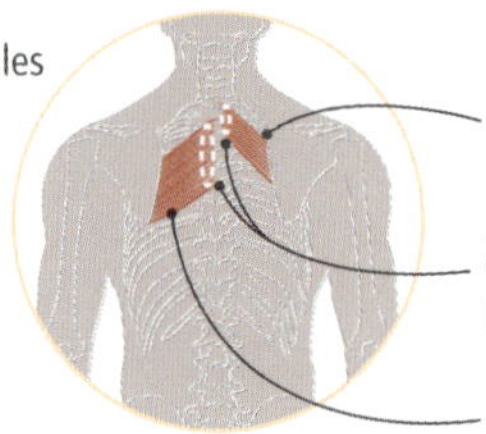

DOS

Les muscles de votre dos sont agencés en groupes et en couches, depuis le bassin jusqu'à la tête. Leur ensemble forme le système de soutien de la colonne, qui garde le corps stable et en équilibre. Les points trigger ici provoquent douleurs, raideurs, dureté, ainsi que des engourdissements ou de la sensibilité sur certaines zones de la peau. Comme alternative à la technique montrée ci-dessous, vous pouvez utiliser un outil thérapeutique pour traiter ces muscles (voir page 20).

SCHÉMAS POSSIBLES DES DOULEURS

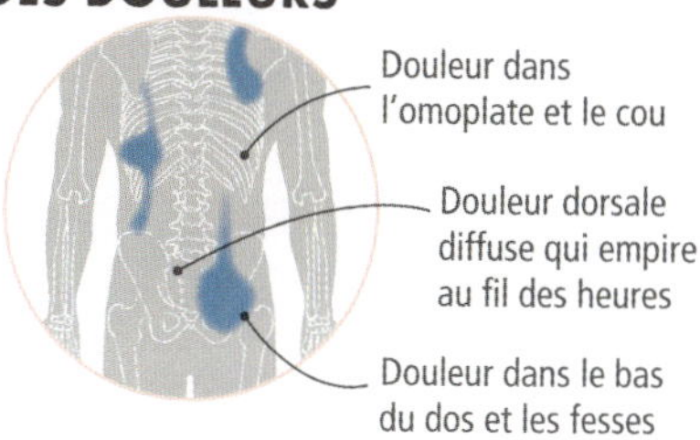

MUSCLES CONCERNÉS

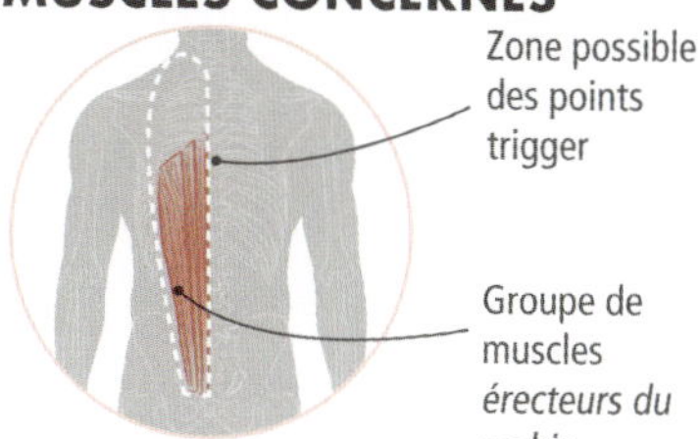

01

Mettez deux balles dans un sac et placez-les entre votre dos et le mur. Pour varier, posez les balles au sol ou sur un lit et allongez-vous dessus.

02

Commencez par le haut du dos. Si vous localisez un point sensible, laissez votre poids presser dessus pendant 90 secondes ou jusqu'à ce que la douleur diminue.

03

Laissez les balles se déplacer un peu plus bas. Continuez à traiter tous les points sensibles, en tenant un maximum de 90 secondes sur chacun.

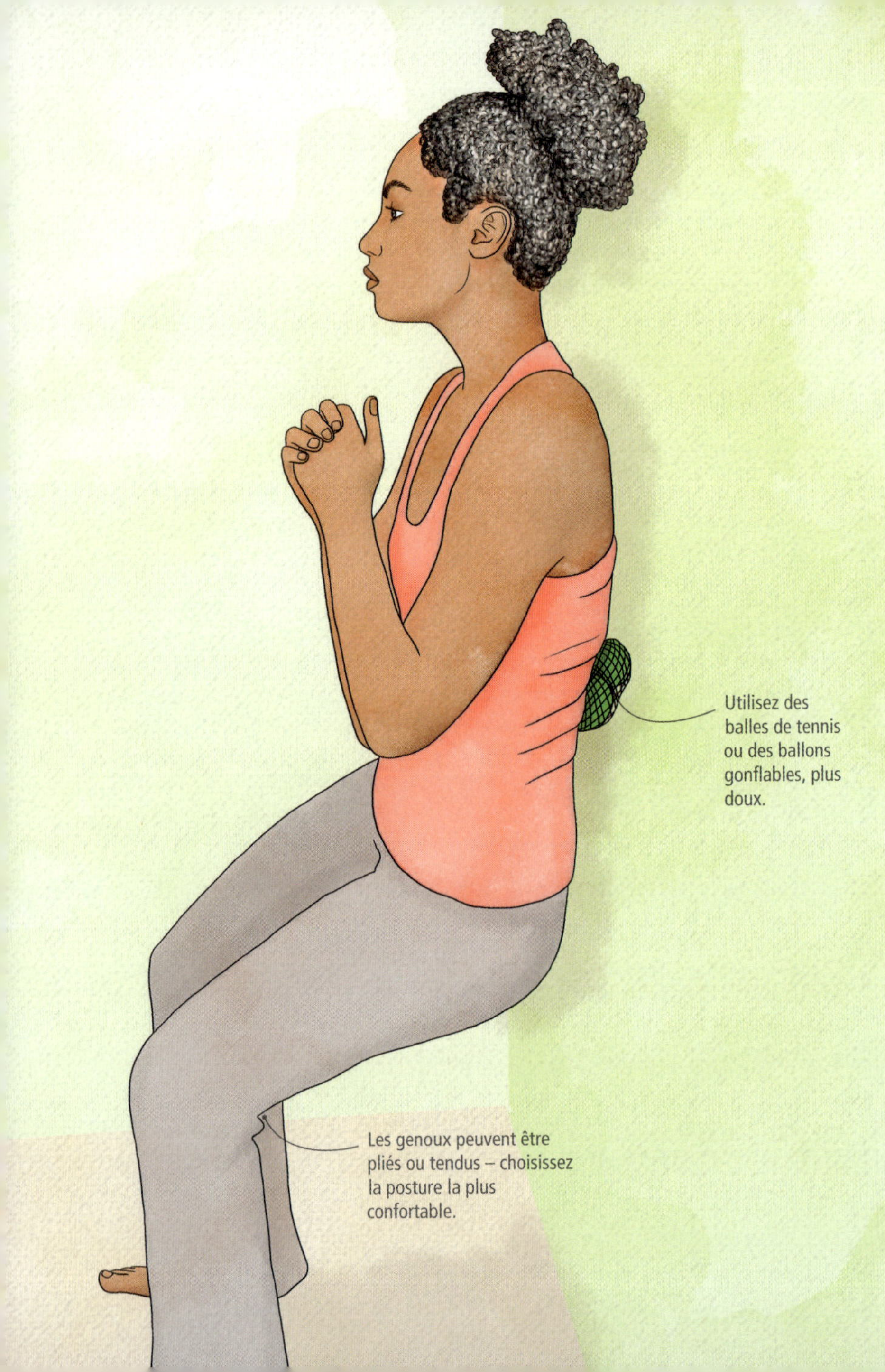
Utilisez des balles de tennis ou des ballons gonflables, plus doux.
Les genoux peuvent être pliés ou tendus – choisissez la posture la plus confortable.

ABDOMEN

Votre abdomen contient des organes vitaux comme l'estomac, le foie, la vessie et les organes reproducteurs. Des points trigger peuvent se former dans les muscles de votre abdomen (les abdominaux) ainsi qu'à l'intérieur, dans le tissu musculaire qui relie les organes. Si vous ressentez une douleur ou un inconfort abdominal soudain, consultez d'abord un médecin afin d'éliminer toute autre cause sous-jacente.

COMMENT SE DÉVELOPPENT LES POINTS TRIGGER ?

- Une tension dans les muscles abdominaux à la suite d'une infection, d'une indigestion ou d'une crise de toux peut créer des points trigger dans cette zone.
- Une sollicitation excessive des muscles, causée par le portage d'objets lourds ou par des actions répétitives comme le fait de s'asseoir et de se lever, peut créer des points trigger dans l'abdomen.
- Des points trigger d'autres parties du corps, comme les muscles de l'intérieur des cuisses ou ceux du dos, peuvent aussi provoquer des douleurs dans la région abdominale.

SYMPTÔMES DUS AUX POINTS TRIGGER

- Les points trigger dans les organes ou les muscles de l'abdomen sont susceptibles de copier les symptômes d'autres maladies comme l'indigestion, les brûlures d'estomac, la nausée, les ballonnements, la colique, le syndrome du côlon irritable ou l'estomac barbouillé.
- Une douleur ressentie à l'intérieur du bassin, comme les douleurs menstruelles des femmes.

Zones douloureuses
L'emplacement et le type de douleur abdominale peuvent vous aider à identifier les meilleurs endroits où chercher les points trigger responsables.

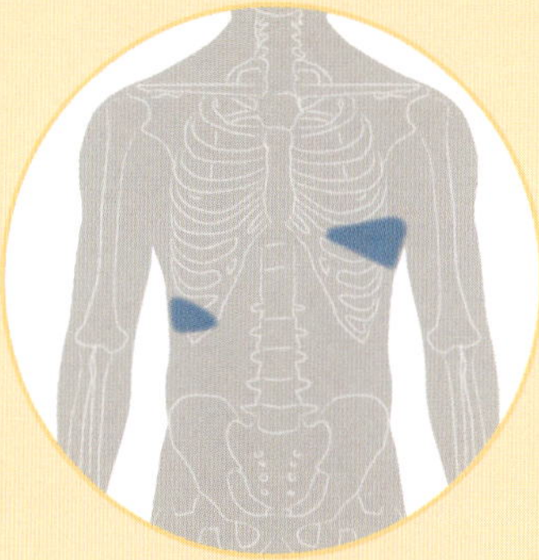

Points trigger possibles :
ENTRE LES CÔTES, pages 100-101

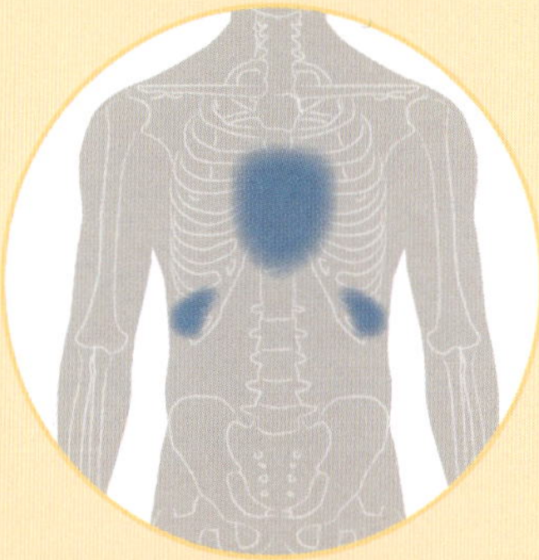

Points trigger possibles :
DIAPHRAGME, pages 102-103

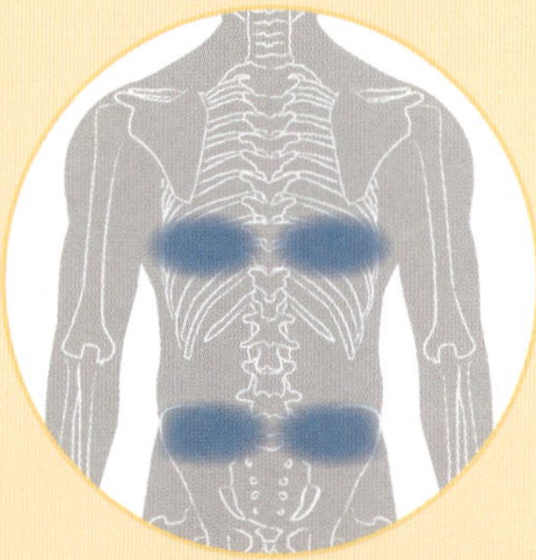

Points trigger possibles :
ABDOMEN, pages 104-105

Suite ▸▸

Localisation des points trigger

Ces planches anatomiques vous aideront à localiser vos points trigger et à naviguer vers les pages qui décrivent la manière de les traiter.

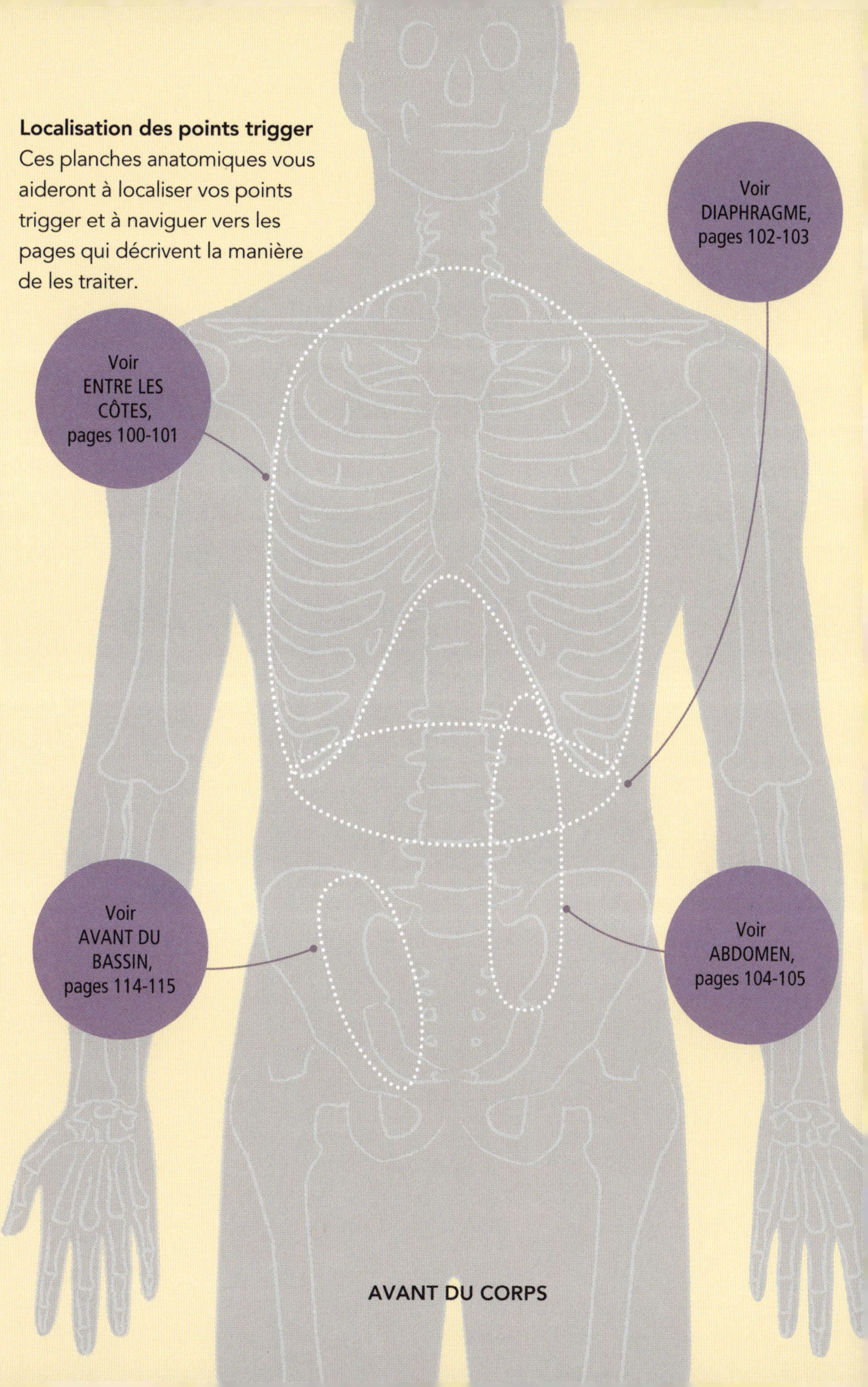

AVANT DU CORPS

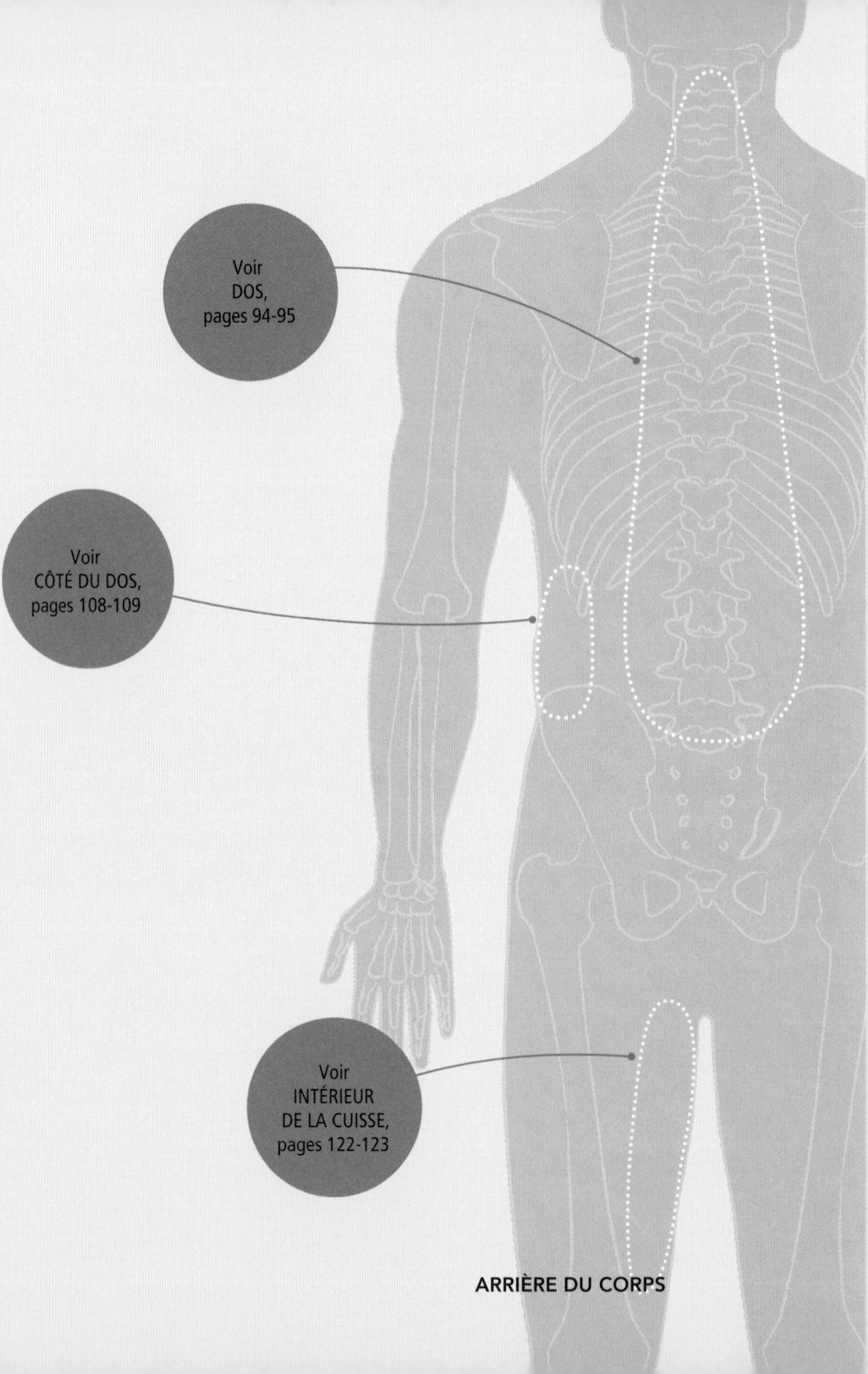

ARRIÈRE DU CORPS

ENTRE LES CÔTES

Les muscles *intercostaux* sont de petits muscles entre les côtes qui font bouger la cage thoracique pendant la respiration. Ils peuvent se crisper, et les personnes qui souffrent de problèmes respiratoires développent souvent des points trigger dans cette zone. Si vos côtes ont été fêlées ou cassées, ne traitez pas la zone avant d'être guéri.

SCHÉMAS POSSIBLES DES DOULEURS

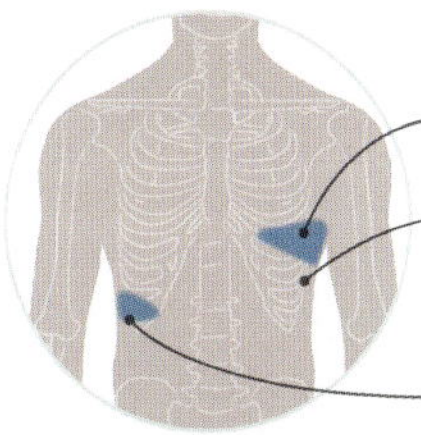

MUSCLES CONCERNÉS

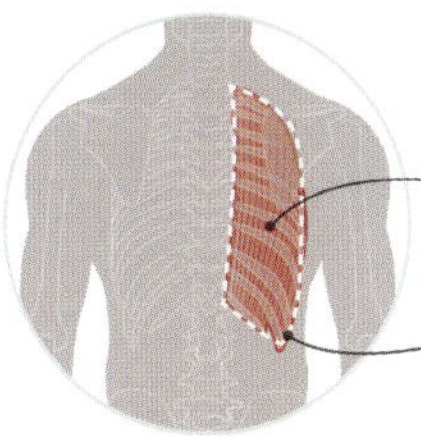

03

Quand vous trouvez un point sensible, appliquez une pression douce mais constante pendant 90 secondes environ ou jusqu'à obtenir un soulagement.

02

Utilisez vos doigts pour localiser les petits muscles entre les côtes. Tâtez doucement le long de l'avant et du côté des côtes à la recherche de points sensibles.

01

Tenez-vous debout dans une position confortable et pliez le bras opposé à votre côté douloureux pour poser la main en douceur sur votre cage thoracique.

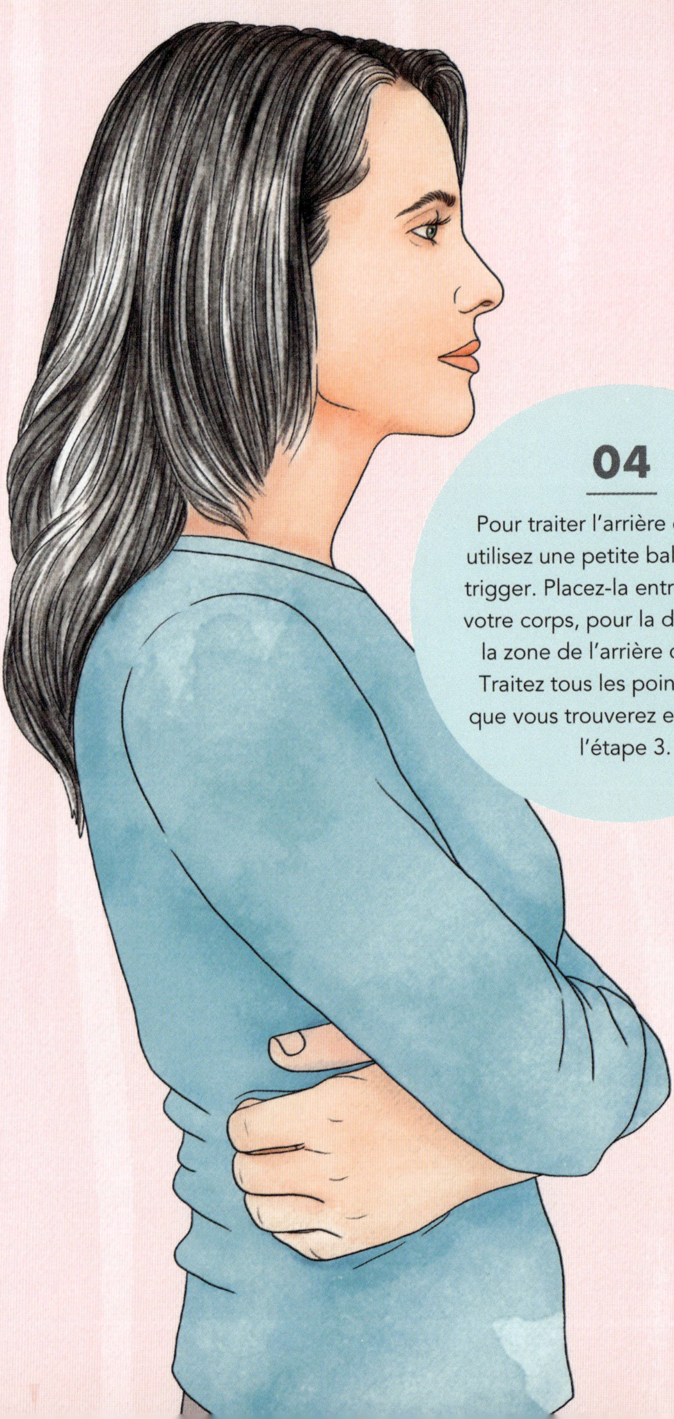

04

Pour traiter l'arrière des côtes, utilisez une petite balle à points trigger. Placez-la entre le mur et votre corps, pour la déplacer sur la zone de l'arrière des côtes. Traitez tous les points trigger que vous trouverez en répétant l'étape 3.

DIAPHRAGME

Le diaphragme est le muscle principal pour la respiration. C'est une structure en forme de dôme, glissée sous le bord inférieur de la cage thoracique. Avec les muscles intercostaux (voir pages 100-101), le diaphragme permet l'expansion et la contraction de la cage thoracique et des poumons pour vous permettre de respirer. Des points trigger peuvent s'y développer à la suite d'un rhume ou d'une toux, particulièrement chez les personnes souffrant de problèmes respiratoires comme l'asthme.

SCHÉMAS POSSIBLES DES DOULEURS

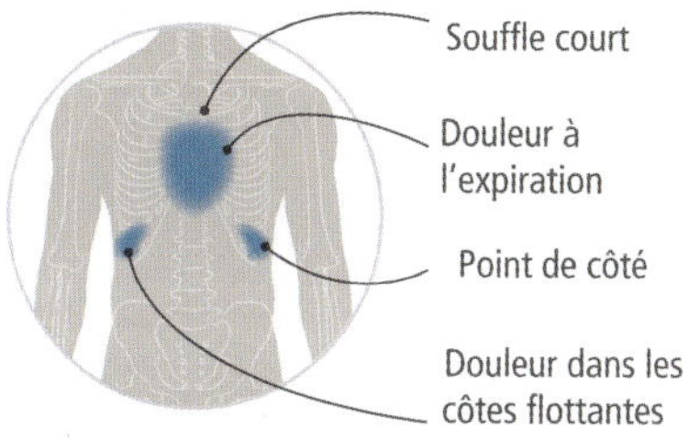

MUSCLES CONCERNÉS

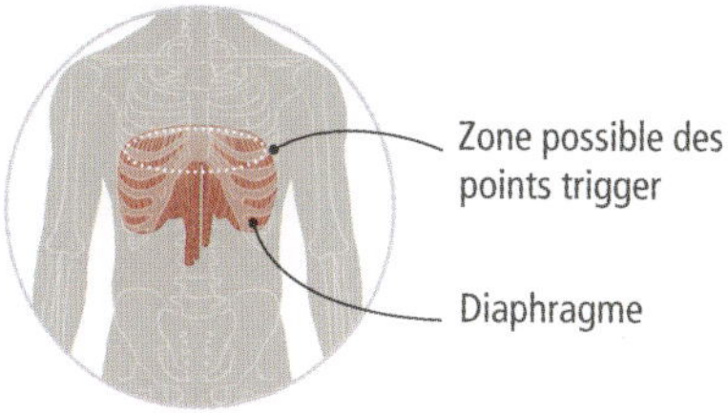

01

Asseyez-vous, le buste en avant. Cherchez des doigts le bas de votre cage thoracique. Recourbez les doigts pour presser sur l'intérieur des côtes.

02

Travaillez depuis le centre vers le côté. Quand vous trouvez un point sensible, appuyez doucement jusqu'à faire cesser la douleur ou pendant 90 secondes.

03

Utilisez l'autre main pour travailler vers l'autre côté. Traitez les nouveaux points trigger en répétant l'étape 2.

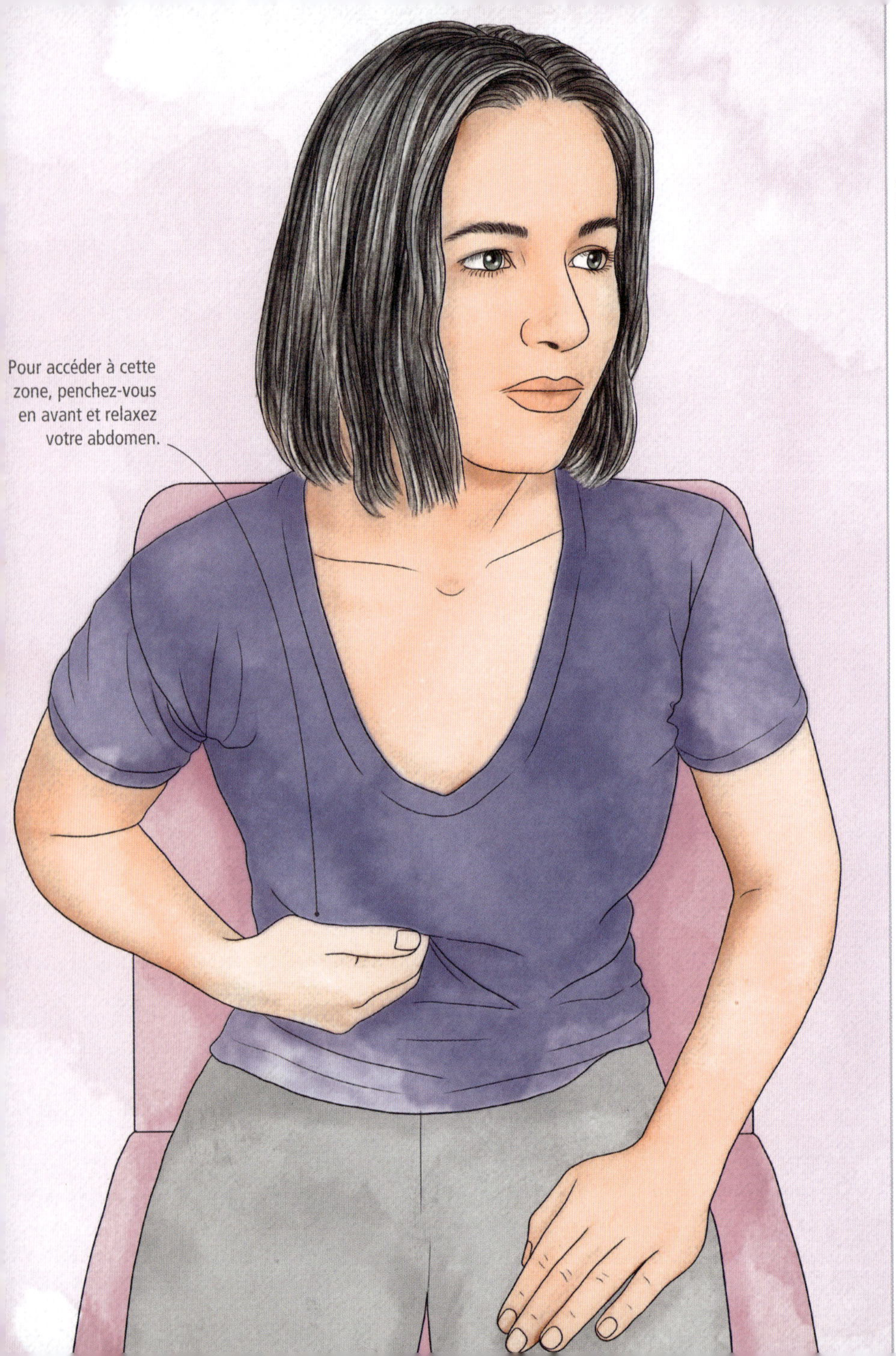
Pour accéder à cette zone, penchez-vous en avant et relaxez votre abdomen.

ABDOMEN

Le muscle *droit de l'abdomen* est formé de six parties qui cachent d'autres muscles enroulés autour des flancs. Les abdominaux stabilisent le corps lors des activités allant de la respiration aux différents sports, et ce sont des muscles clés pour l'accouchement. Les points trigger ici provoquent indigestion, nausée ou douleur dorsale invalidante.

SCHÉMAS POSSIBLES DES DOULEURS

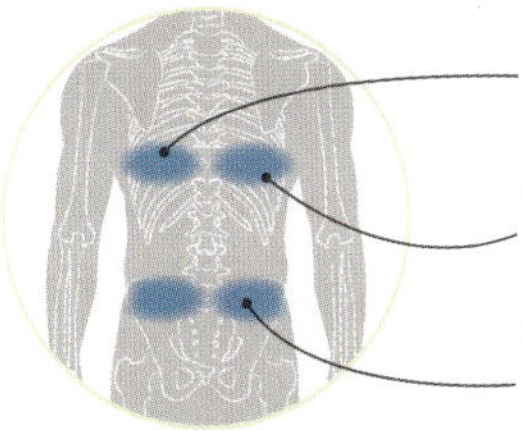

MUSCLES CONCERNÉS

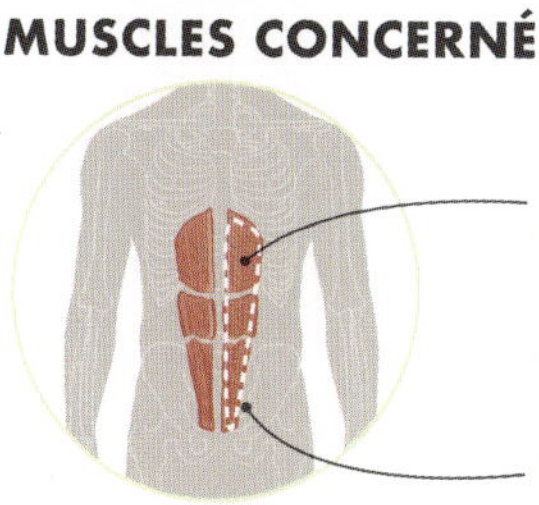

03

Quand vous trouvez un point sensible, appuyez doucement mais fermement de la partie charnue des doigts.

02

Renforcez vos doigts en plaçant ceux d'une main sur les autres pour tapoter doucement toute la région abdominale.

01

Asseyez-vous sur un lit, le haut du corps soutenu par des oreillers afin que l'abdomen soit relaxé.

04

Maintenez la pression jusqu'à ce que la douleur cesse ou arrêtez après 90 secondes si rien ne se passe. Continuez à tapoter la zone et à traiter tous les points trigger que vous rencontrerez en répétant l'étape 3.

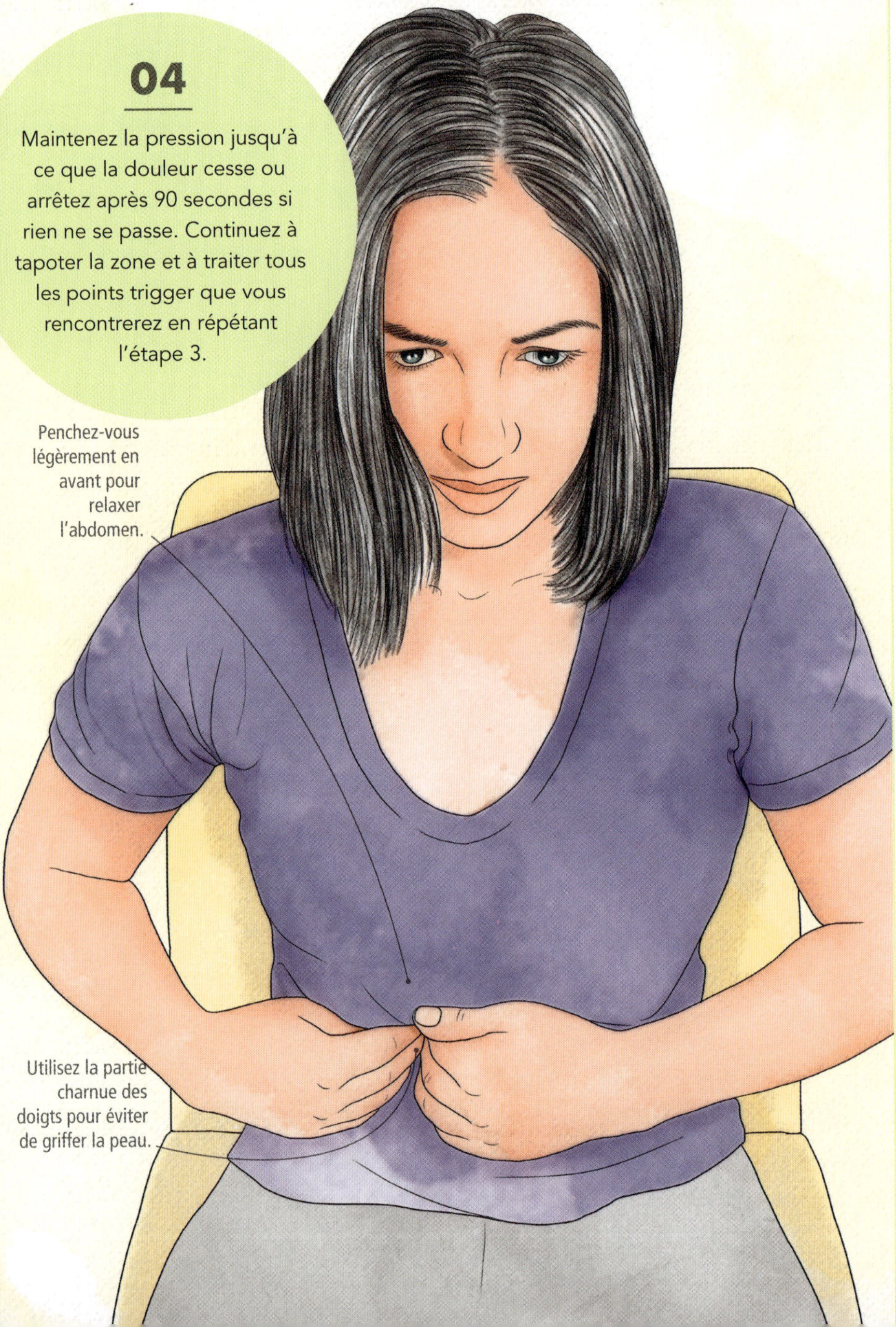

BAS DU DOS ET HANCHES

Une douleur persistante au bas du dos est démoralisante et peut affecter à la fois la santé physique et mentale. Les points trigger dans les muscles du dos, des fesses, des hanches et des aines alimentent significativement la douleur chronique dans cette zone.

COMMENT SE DÉVELOPPENT LES POINTS TRIGGER ?

- Les tensions et les élongations dues au portage d'objets lourds peuvent provoquer des points trigger.
- Le passage soudain d'un état sédentaire à un sport énergique sans qu'une force centrale ne soutienne le corps peut aussi créer des points trigger.

SYMPTÔMES DUS AUX POINTS TRIGGER

- Une sciatique – douleur et engourdissement de la fesse au pied ;
- Une douleur et une raideur au bas du dos ;
- Le syndrome du piriforme, qui affecte les muscles à l'intérieur des fesses ;
- Le syndrome de la douleur pelvienne chronique dans la zone du bassin et des hanches.

ZONES DOULOUREUSES

L'emplacement et le type de douleur dans le dos et le bas des hanches peuvent vous aider à identifier les meilleurs endroits où chercher les points trigger responsables.

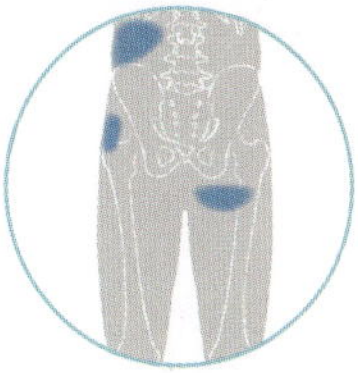

Points trigger possibles : CÔTÉ DU DOS, pages 108-109

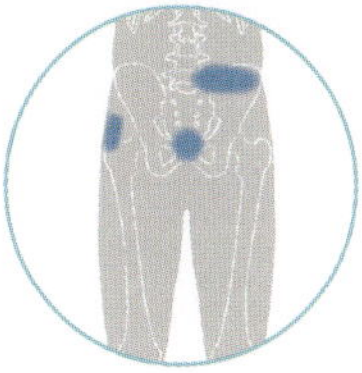

Points trigger possibles : FESSES, pages 110-111

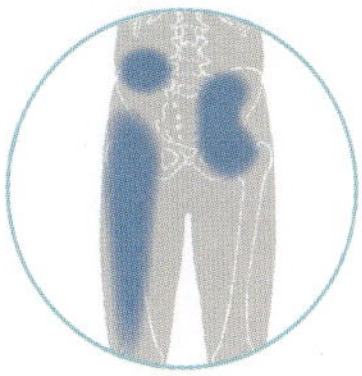

Points trigger possibles : CÔTÉ DE LA HANCHE 1, pages 112-113

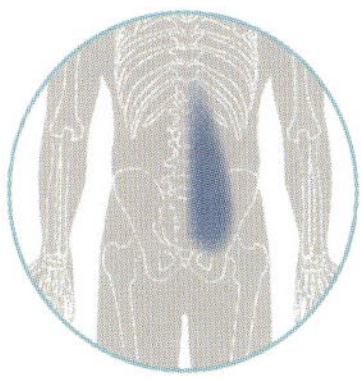

Points trigger possibles : AVANT DU BASSIN, pages 114-115

Localisation des points trigger

Ces planches anatomiques vous aideront à localiser les zones de points trigger susceptibles d'être responsables de vos douleurs dans le bas du dos et les hanches.

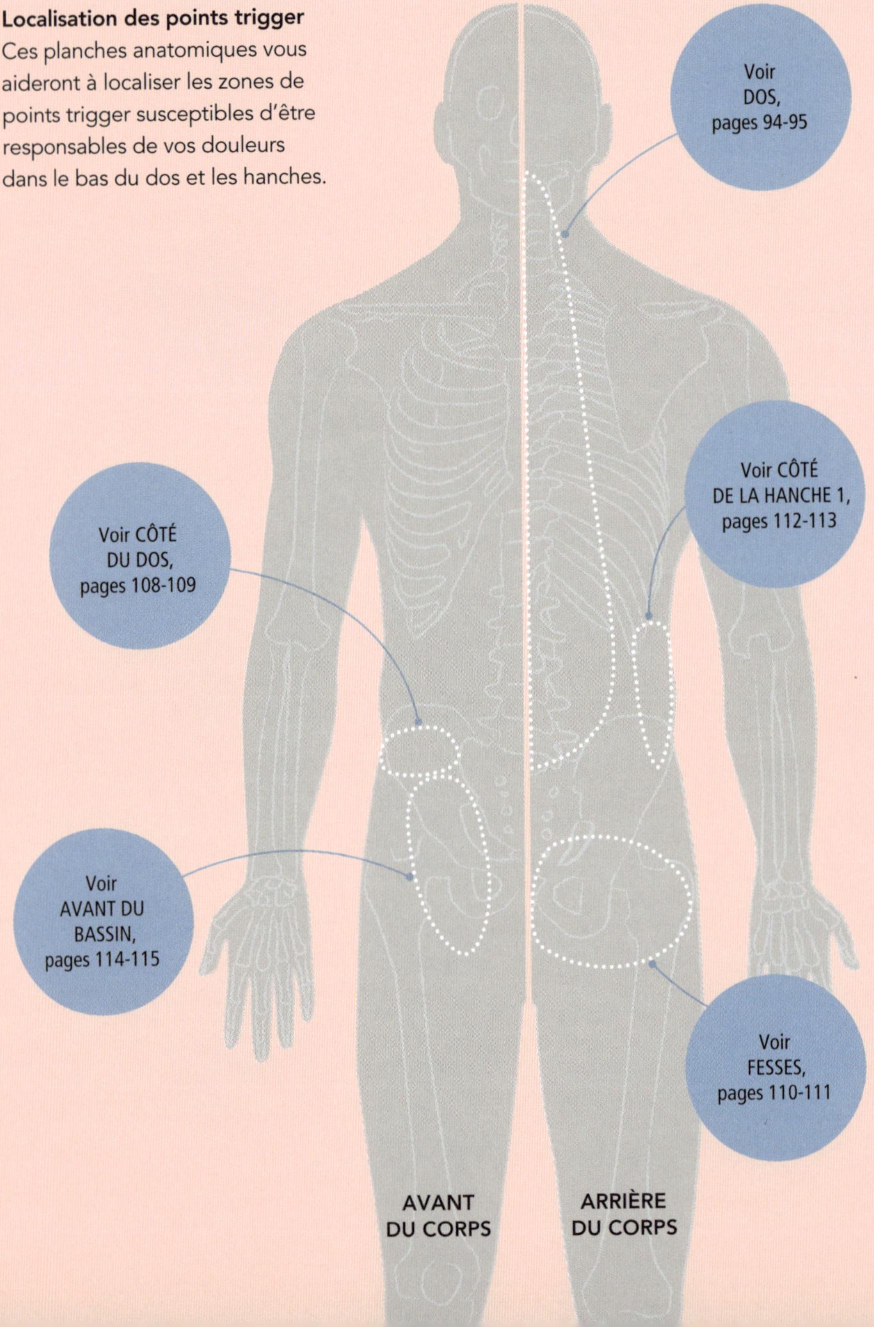

CÔTÉ DU DOS

Le *carré des lombes* est un muscle profond qui relie le bas des côtes et le haut du bassin et qui s'attache aussi au côté de la colonne vertébrale en bas du dos. Il stabilise le corps et lui permet de se pencher sur le côté. Les points trigger à cet endroit créent une douleur dans plusieurs zones, y compris dans le bas de l'abdomen, dans les articulations sacro-iliaques à l'arrière du bassin et dans l'aine.

SCHÉMAS POSSIBLES DES DOULEURS

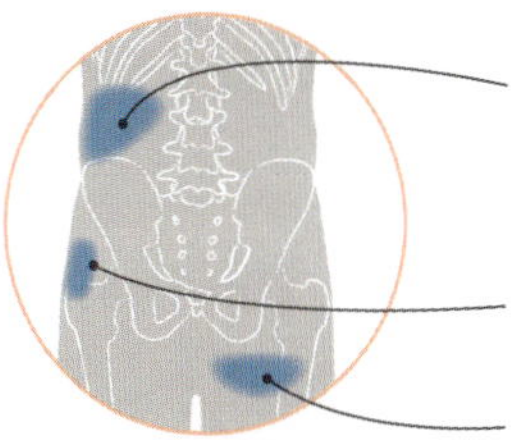

MUSCLES CONCERNÉS

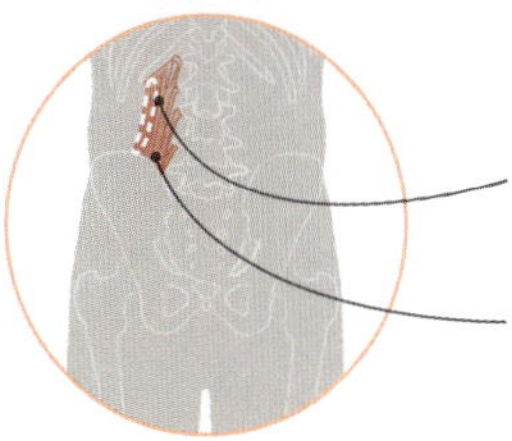

01

Palpez votre côté douloureux avec les doigts de la main opposée pour trouver la zone de tissu mou entre les structures osseuses de vos côtes et le bassin.

02

Placez un ballon gonflable sur la zone et appuyez-vous contre un mur. Vous pouvez aussi vous allonger avec le ballon entre vous et le lit, si vous préférez.

03

Déplacez lentement votre corps sur le ballon. Appliquez une pression douce sur chaque point sensible.

04

Arrêtez quand la douleur s'estompe ou après 90 secondes si ce n'est pas le cas. Traitez les autres points trigger que vous trouverez dans la zone.

05

Pour traiter les points trigger qui sont coincés sous les côtes ou en haut du bassin, il peut être utile d'avoir un outil spécialisé (voir page 20).

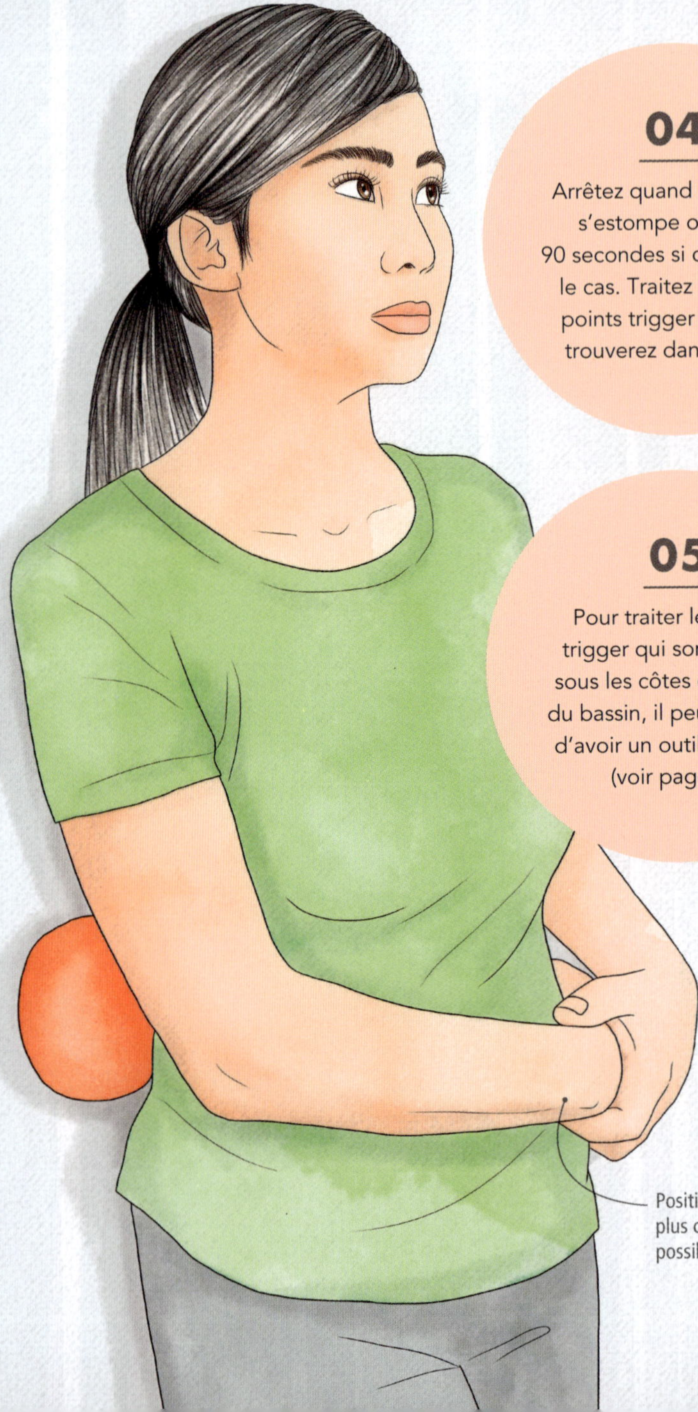

FESSES

Vos fesses sont formées de muscles robustes qui vous permettent de marcher, courir, monter les escaliers ou vous lever d'une chaise. Les points trigger peuvent créer une douleur dans les fesses quand vous pratiquez ces activités ou quand vous restez assis dans la même position. Dans le muscle *piriforme*, ils peuvent provoquer une sciatique.

SCHÉMAS POSSIBLES DES DOULEURS

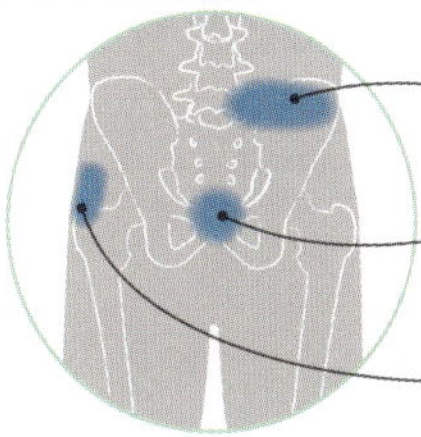

MUSCLES CONCERNÉS

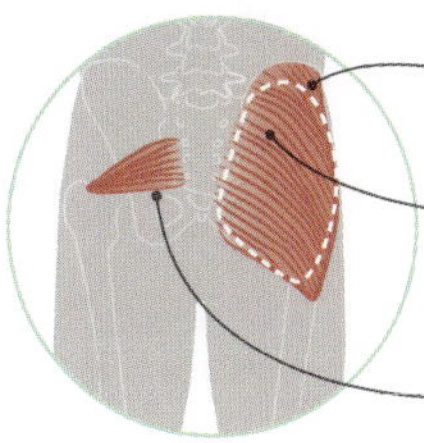

01

Utilisez un ballon gonflable pour cet exercice pour une plus grande zone de pression.

02

Asseyez-vous sur le ballon, soit au sol le long d'un mur, soit sur une chaise à dossier.

03

Si vous sentez un point sensible, pesez de tout votre corps sur le ballon et attendez que la douleur cesse.

04

Arrêtez toujours après 90 secondes. Traitez les autres points de la même manière.

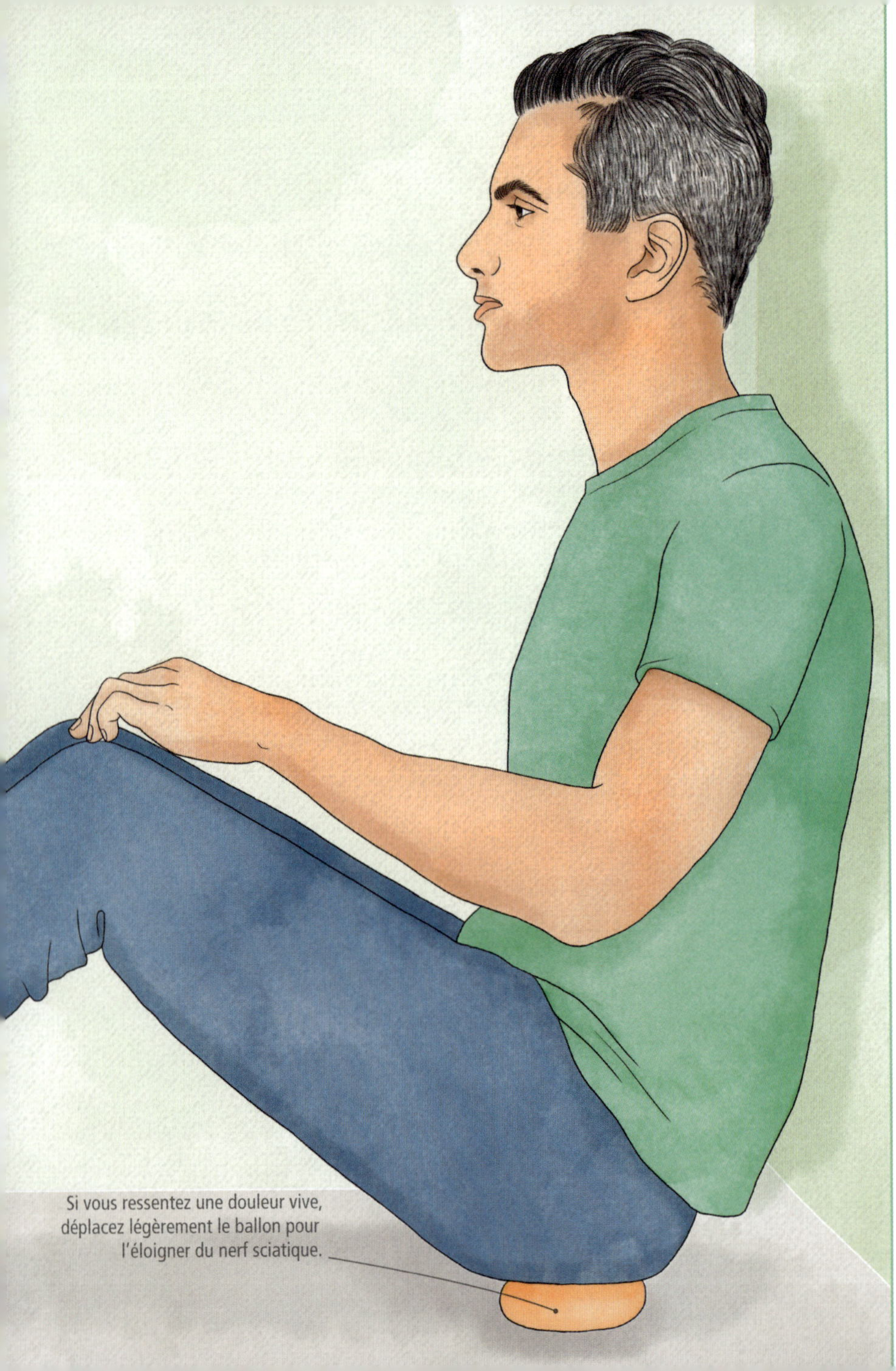
Si vous ressentez une douleur vive,
déplacez légèrement le ballon pour
l'éloigner du nerf sciatique.

CÔTÉ DE LA HANCHE 1

Les muscles sur le côté de la hanche font pivoter la jambe sur la tête du fémur, mouvement essentiel pour la marche ou la course. Des points trigger ici peuvent entraver ce mouvement. Non seulement ils provoquent une douleur, mais il devient alors difficile de dormir sur ce côté et ils rendent la marche presque impossible.

SCHÉMAS POSSIBLES DES DOULEURS

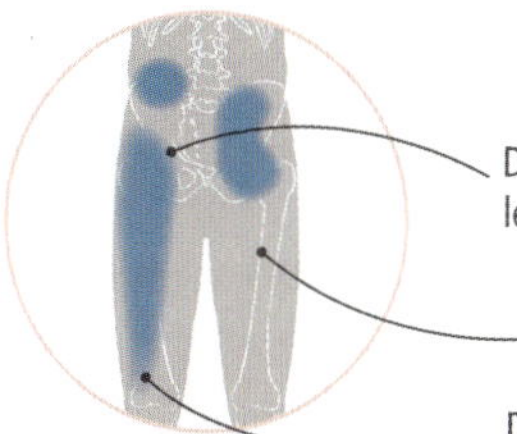

MUSCLES CONCERNÉS

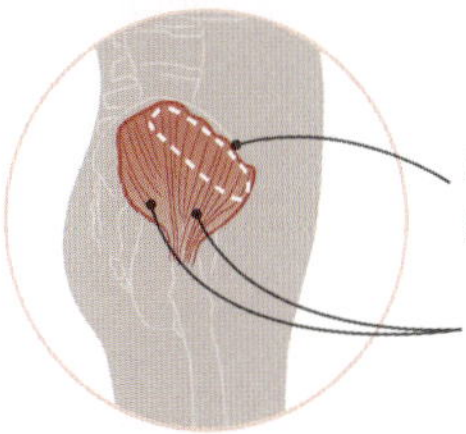

01

Pour localiser le muscle, cherchez le bord supérieur de votre bassin et suivez-le vers le côté de la hanche.

02

Sentez environ 5 centimètres au-dessous le muscle *moyen glutéal* qui s'étire sur une ligne allant de ce point jusqu'en haut de la fesse.

03

Posez un ballon gonflable sur le muscle et appuyez-vous contre un mur. Sinon, vous pouvez vous allonger au sol ou sur un lit. Utilisez votre corps pour déplacer lentement le ballon sur toute la zone.

04

Quand vous localisez un point sensible, maintenez la pression jusqu'à vous sentir mieux ou pendant 90 secondes. Cherchez et traitez les autres points trigger en répétant les étapes 3 et 4.

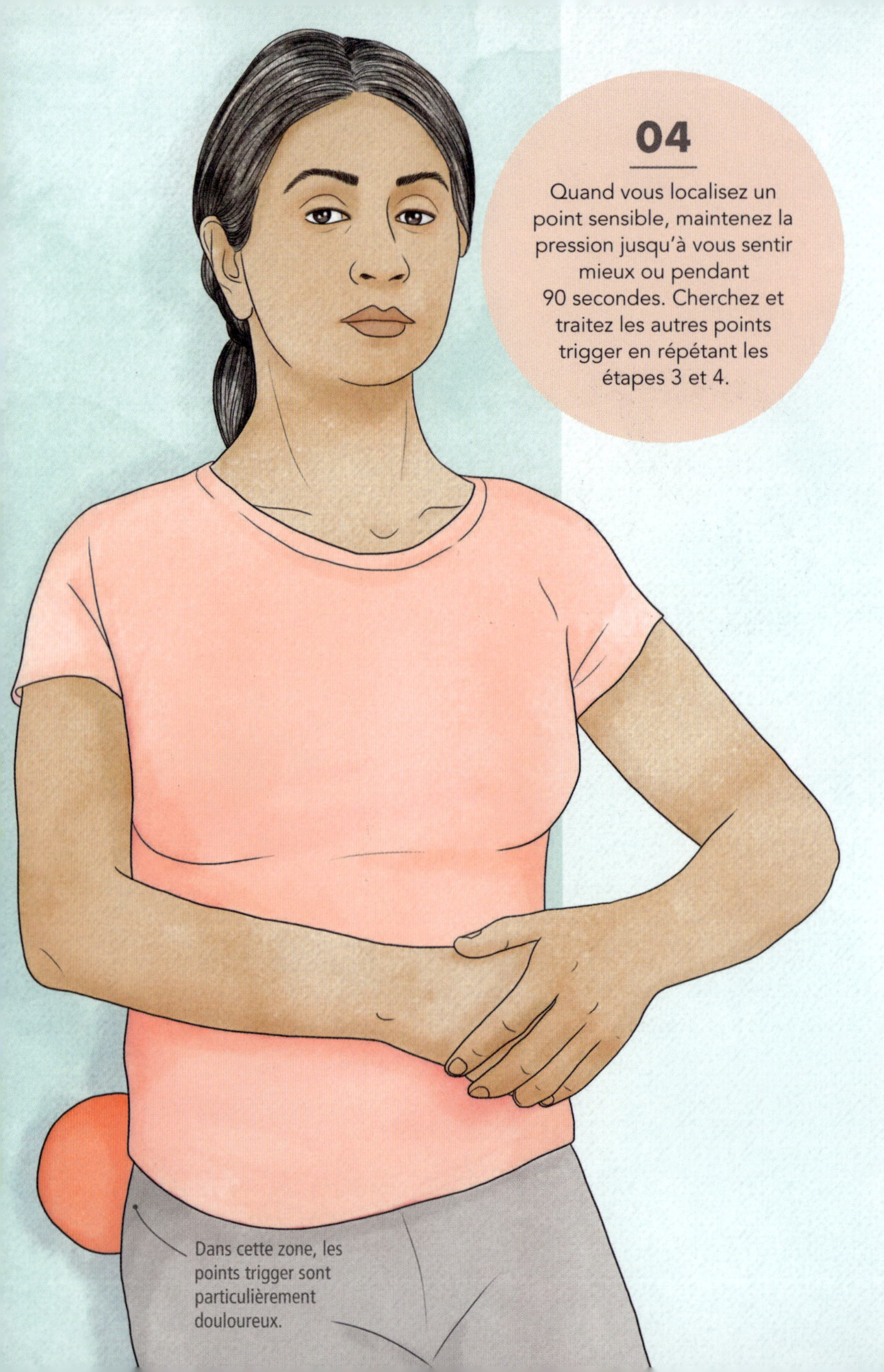

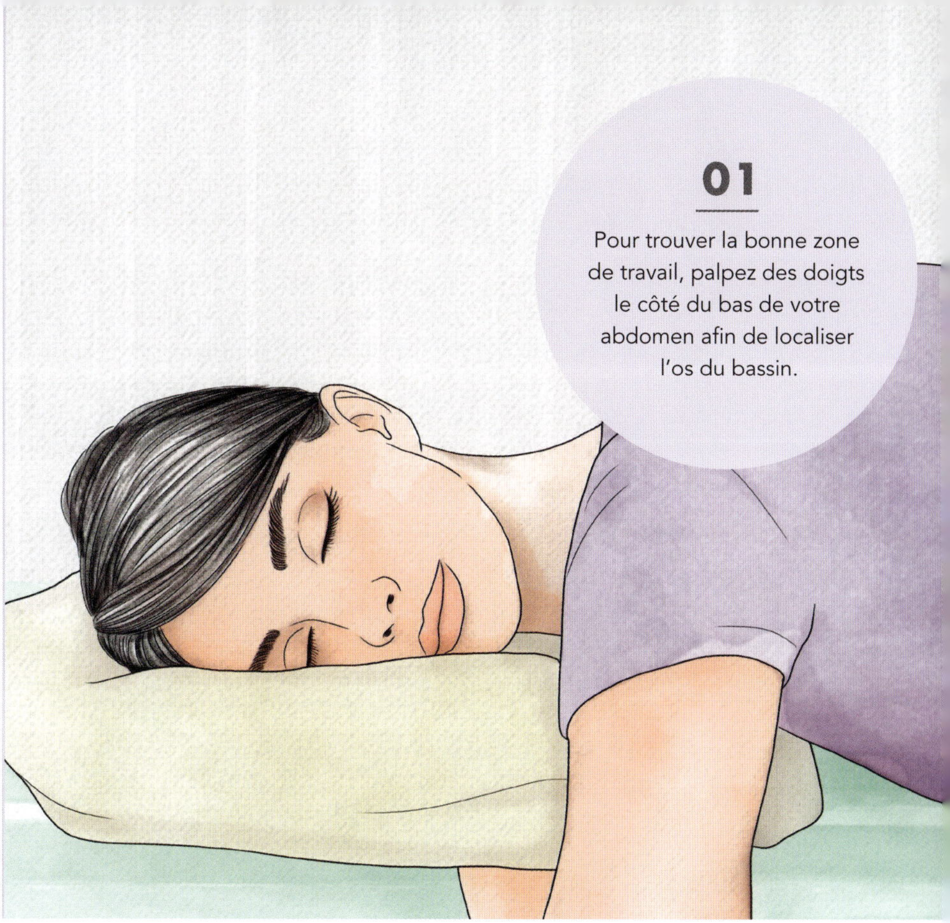
01
Pour trouver la bonne zone de travail, palpez des doigts le côté du bas de votre abdomen afin de localiser l'os du bassin.

AVANT DU BASSIN

L'*ilio-psoas* est un muscle qui anime la hanche pour marcher, courir ou monter les escaliers.
Il peut former des points trigger par une utilisation trop intense ou insuffisante. Cela provoque un mal au dos et des difficultés pour s'asseoir ou rester debout.

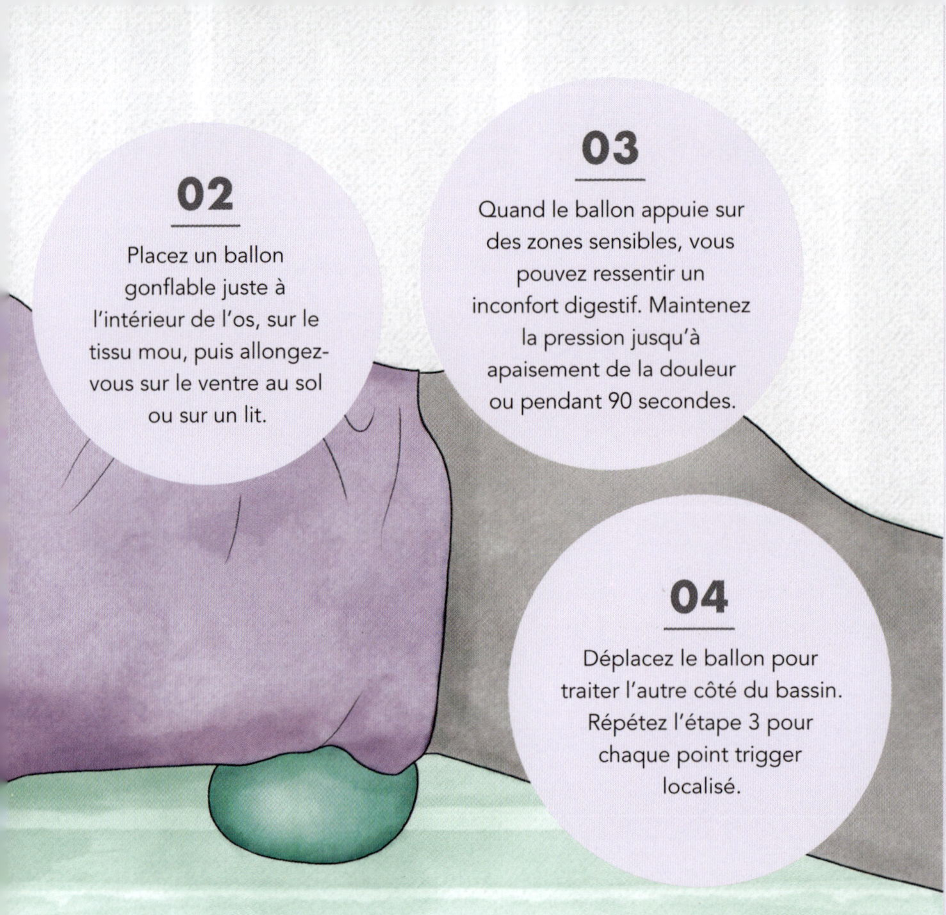

02

Placez un ballon gonflable juste à l'intérieur de l'os, sur le tissu mou, puis allongez-vous sur le ventre au sol ou sur un lit.

03

Quand le ballon appuie sur des zones sensibles, vous pouvez ressentir un inconfort digestif. Maintenez la pression jusqu'à apaisement de la douleur ou pendant 90 secondes.

04

Déplacez le ballon pour traiter l'autre côté du bassin. Répétez l'étape 3 pour chaque point trigger localisé.

SCHÉMAS POSSIBLES DES DOULEURS

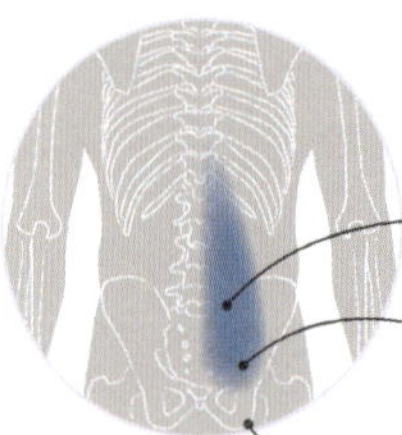

MUSCLES CONCERNÉS

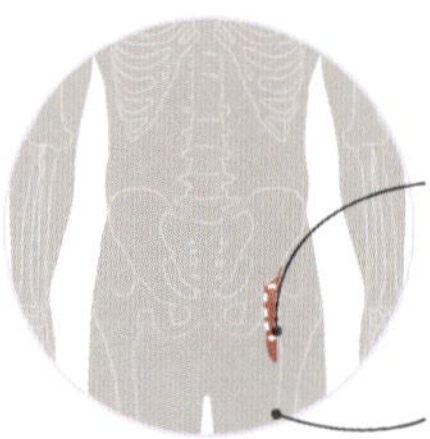

JAMBES ET GENOUX

Nos jambes doivent soutenir notre poids et résister à l'impact de la marche ou de la course. Les genoux sont parmi les articulations les plus sollicitées. Il n'y a donc rien d'étonnant à ce qu'un cinquième des adultes souffre parfois de douleurs aux genoux ni à ce que ces problèmes s'accroissent avec l'âge.

COMMENT SE DÉVELOPPENT LES POINTS TRIGGER ?

- Faire pivoter le genou endommage les muscles et les ligaments, affaiblit l'articulation et entraîne la formation de points trigger.
- Les points trigger peuvent se former à la suite de foulures ou d'une chute ayant endommagé le tissu mou.
- Les points trigger peuvent se développer dans les muscles des hanches et des jambes si vous participez à des sports qui demandent une utilisation répétitive des jambes, comme la course, le cyclisme ou le football.
- Les points trigger dans les muscles des hanches, des fesses, des aines et des cuisses peuvent irradier la douleur dans les jambes et les genoux.
- Une tension musculaire dans les *ischiojambiers* et les cuisses peut créer des points trigger qui laissent les muscles vulnérables à de nouvelles tensions.

SYMPTÔMES DUS AUX POINTS TRIGGER

- Une douleur et une raideur du genou, généralement provoquées par un resserrement des tissus qui soutiennent l'articulation. Cela suit souvent un problème de ligament.
- Le syndrome rotulien est une douleur ressentie sous la rotule, surtout pour monter ou descendre des escaliers. Il peut se développer suite à l'usure de l'articulation, mais il est plus souvent dû aux points trigger dans les muscles des cuisses.
- Des douleurs aiguës dans les tibias pendant la course sont typiques de la présence de points trigger.
- Des problèmes au mollet, avec une douleur sourde, une brûlure ou une crampe ; un engourdissement et une faiblesse de la zone concernée ; des crampes et le syndrome des jambes sans repos la nuit.

Zones douloureuses

L'emplacement et le type de douleur dans la jambe et le genou peuvent vous aider à identifier les meilleurs endroits où chercher les points trigger responsables.

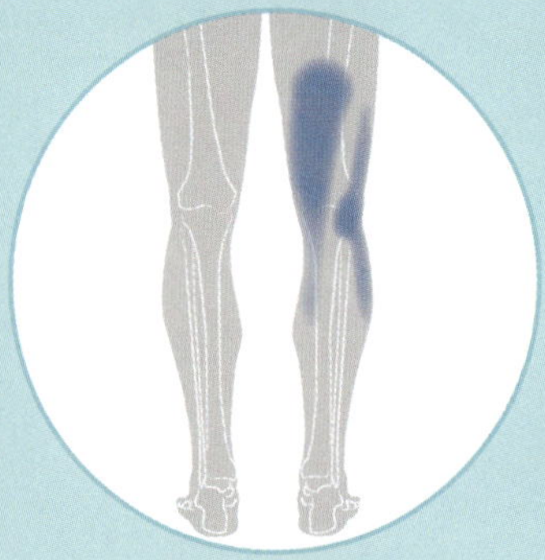

Points trigger possibles :
ARRIÈRE DE LA CUISSE, pages 120-121

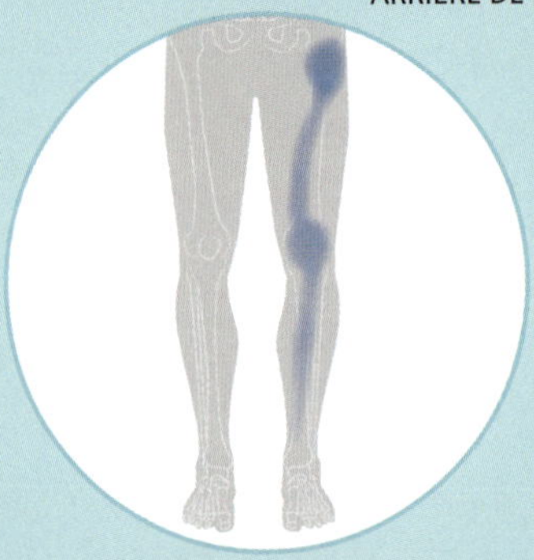

Points trigger possibles :
INTÉRIEUR DE LA CUISSE, pages 122-123

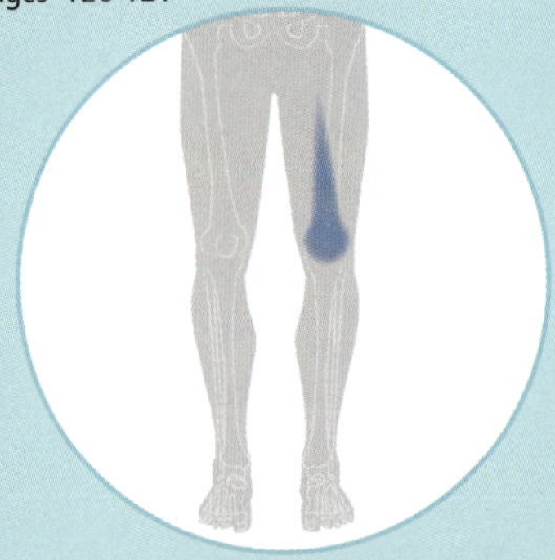

Points trigger possibles :
AVANT DE LA CUISSE, pages 124-125

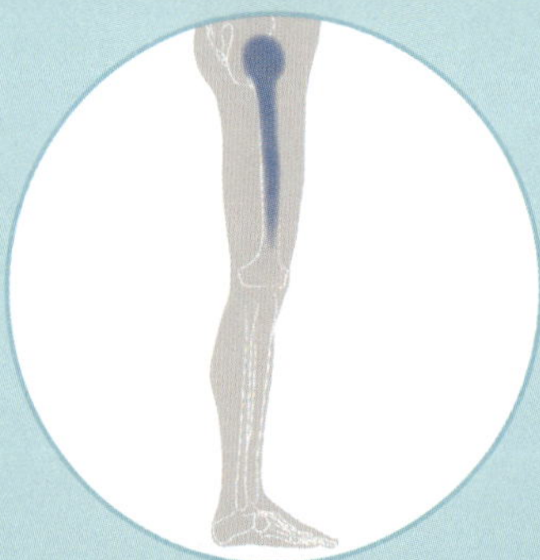

Points trigger possibles :
CÔTÉ DE LA HANCHE, pages 126-127

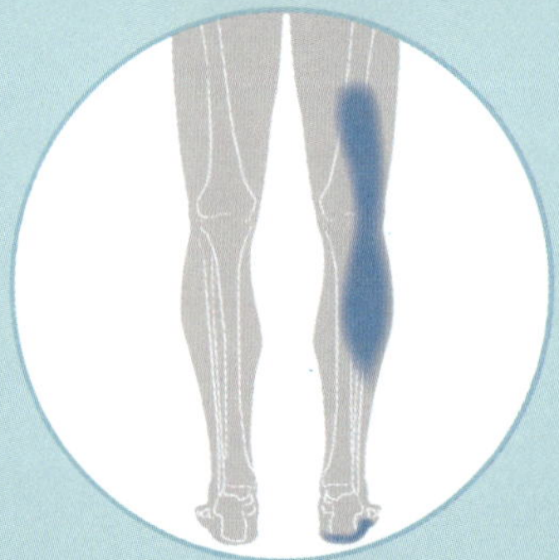

Points trigger possibles :
MOLLET, pages 128-129

Suite ▶▶

Localisation des points trigger

Ces planches anatomiques vous aideront à localiser les zones de points trigger et à naviguer vers les pages qui décrivent leur traitement.

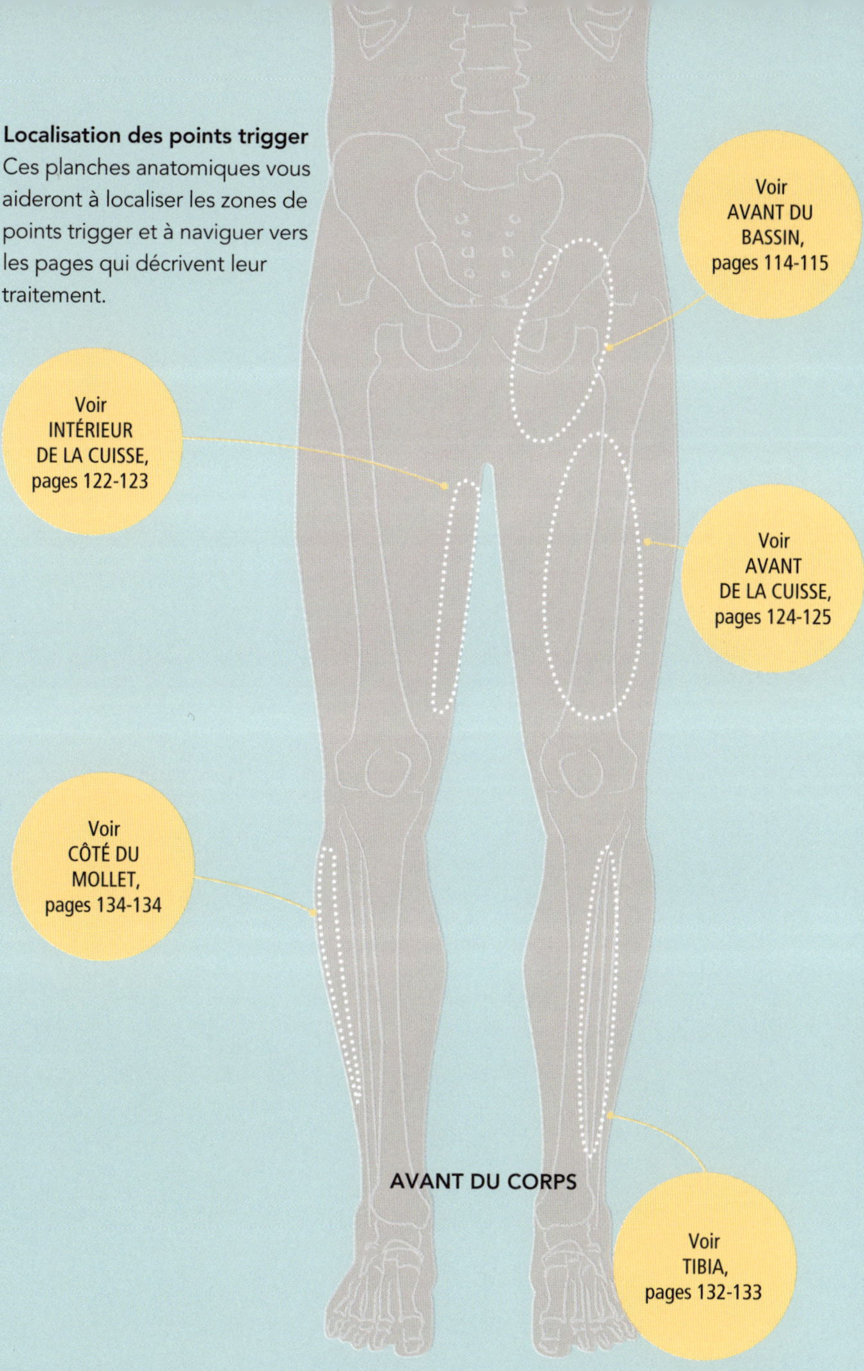

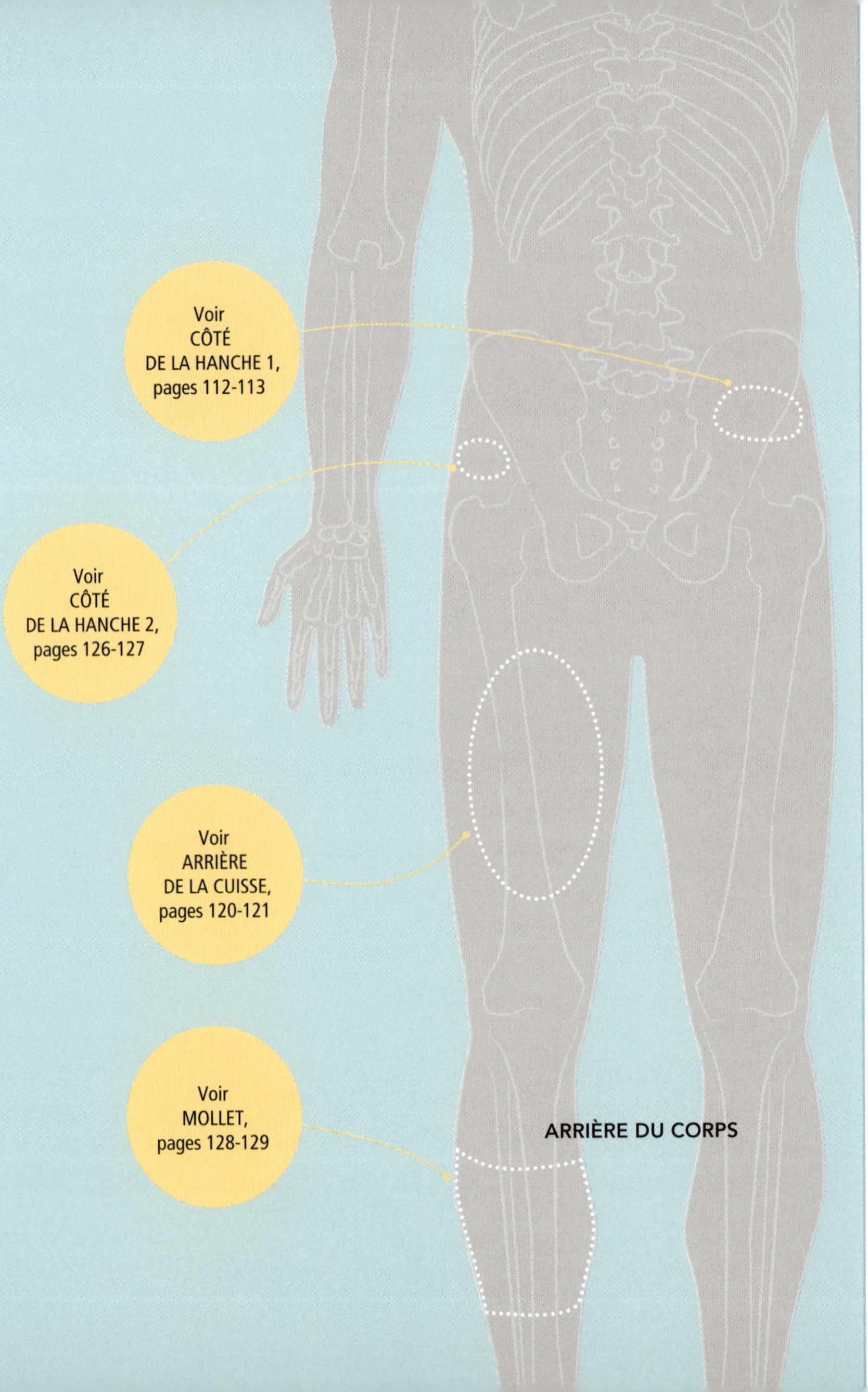
Voir CÔTÉ DE LA HANCHE 1, pages 112-113
Voir CÔTÉ DE LA HANCHE 2, pages 126-127
Voir ARRIÈRE DE LA CUISSE, pages 120-121
Voir MOLLET, pages 128-129
ARRIÈRE DU CORPS

ARRIÈRE DE LA CUISSE

Cette zone est constituée d'un groupe de trois muscles appelés *ischiojambiers*. S'ils sont tendus, la douleur s'installe et, comme ils sont attachés au bassin, ils tirent aussi sur les os et provoquent une douleur au bas du dos et une difficulté à s'asseoir en tailleur. Des points trigger ici endolorissent l'arrière de la cuisse pour s'asseoir ou marcher.

SCHÉMAS POSSIBLES DES DOULEURS

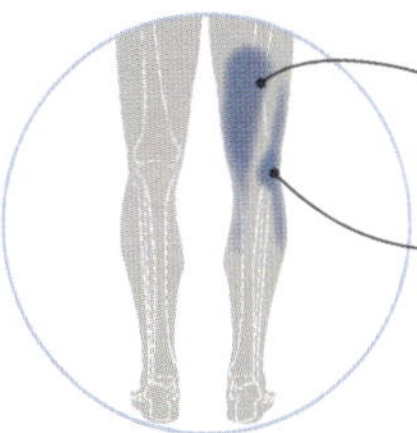

MUSCLES CONCERNÉS

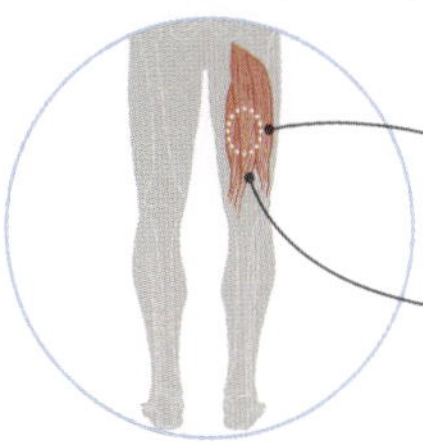

01

Pour travailler sur la zone des *ischiojambiers*, utilisez un ballon gonflable et asseyez-vous sur une chaise à dossier.

02

Placez le ballon sous votre cuisse, juste sous le pli fessier, et laissez tomber le poids de votre corps dessus.

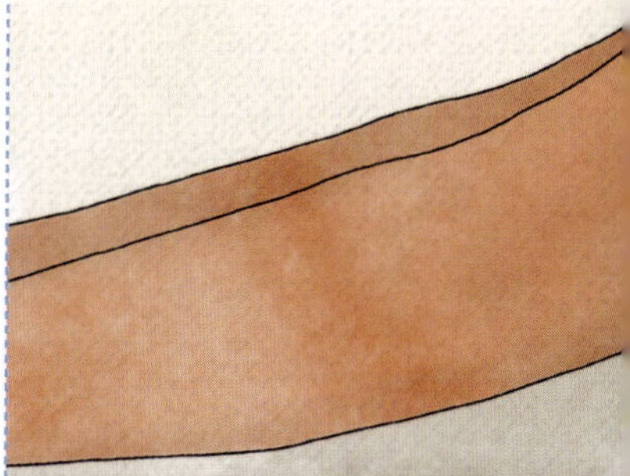

03

Laissez le ballon presser la zone jusqu'à sentir les tissus s'assouplir ou arrêtez après 90 secondes si ce n'est pas le cas.

04

Déplacez lentement le ballon sur toute la cuisse, depuis le haut jusqu'au genou. Arrêtez-vous sur chaque point sensible rencontré et répétez l'étape 3 pour le soulager.

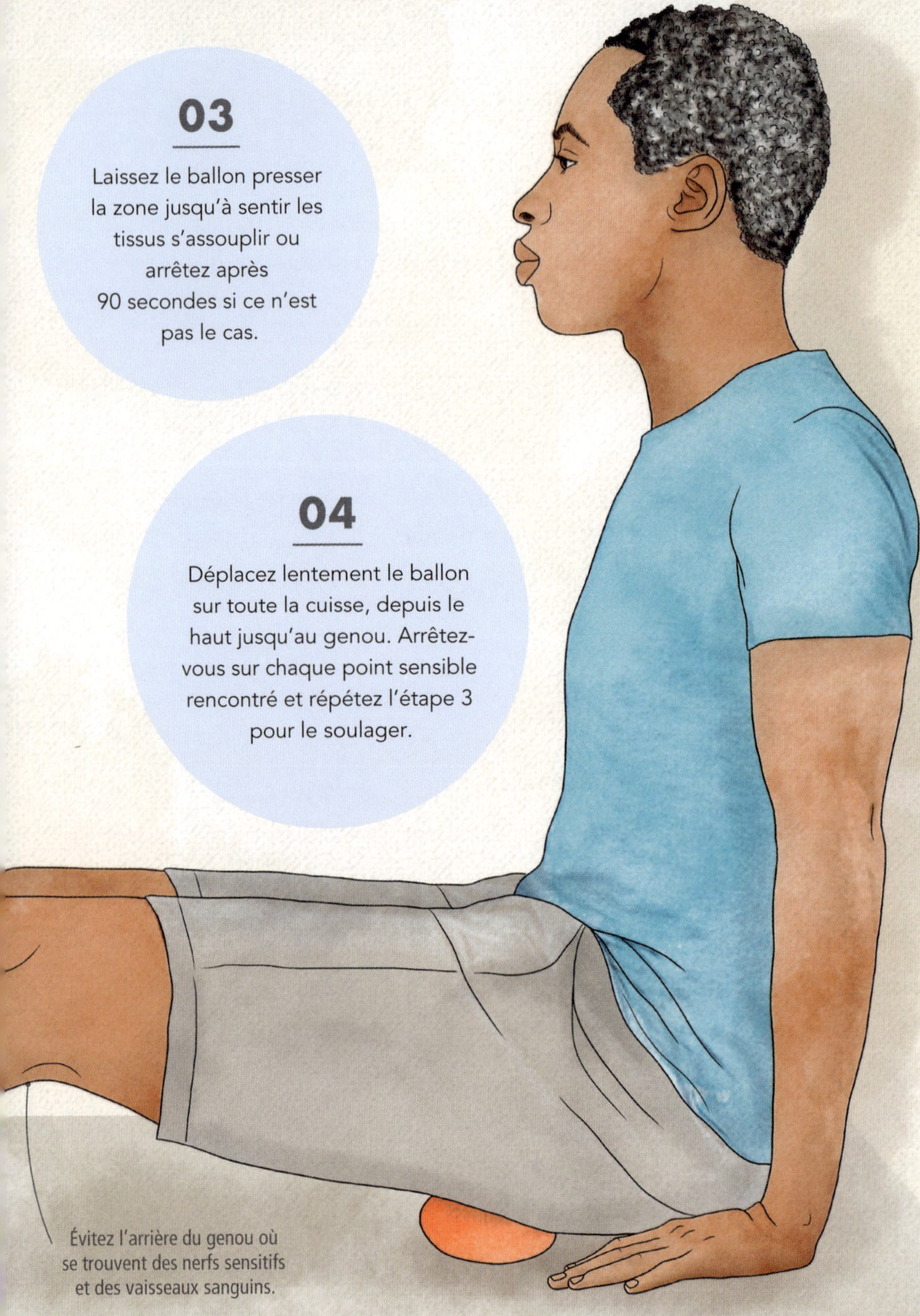

INTÉRIEUR DE LA CUISSE

L'intérieur de la cuisse est formé d'un groupe de cinq muscles appelés *adducteurs*. Ils travaillent à rapprocher les jambes et sont la cause d'une possible tension dans l'aine, surtout chez les danseurs et certains athlètes. Des points trigger dans cette zone créent une raideur et une douleur pour ouvrir la jambe ou la pivoter vers l'extérieur. Ils peuvent également provoquer un claquement de la hanche et une douleur profonde du bassin et de l'articulation de la hanche, cette dernière étant souvent attribuée à d'autres causes comme l'arthrite ou une hernie.

SCHÉMAS POSSIBLES DES DOULEURS

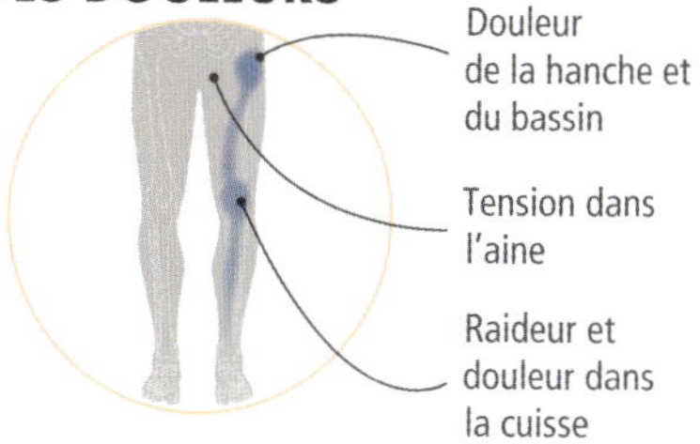

MUSCLES CONCERNÉS

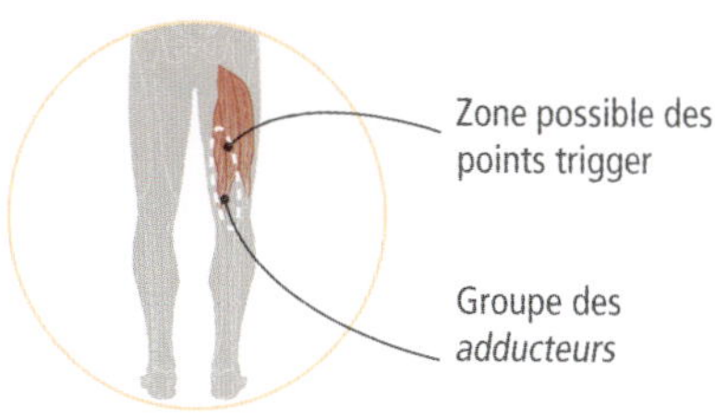

01

Asseyez-vous au bord d'une chaise et placez un ballon gonflable sous le haut de l'intérieur de votre cuisse. Si vous préférez, allongez-vous au sol sur le côté douloureux, l'autre jambe repliée.

02

Reposez votre jambe sur le ballon. Laissez pesez votre jambe sur le ballon pendant 90 secondes ou jusqu'à sentir une détente.

03

Déplacez légèrement le ballon et répétez l'étape 2 pour chaque point sensible.

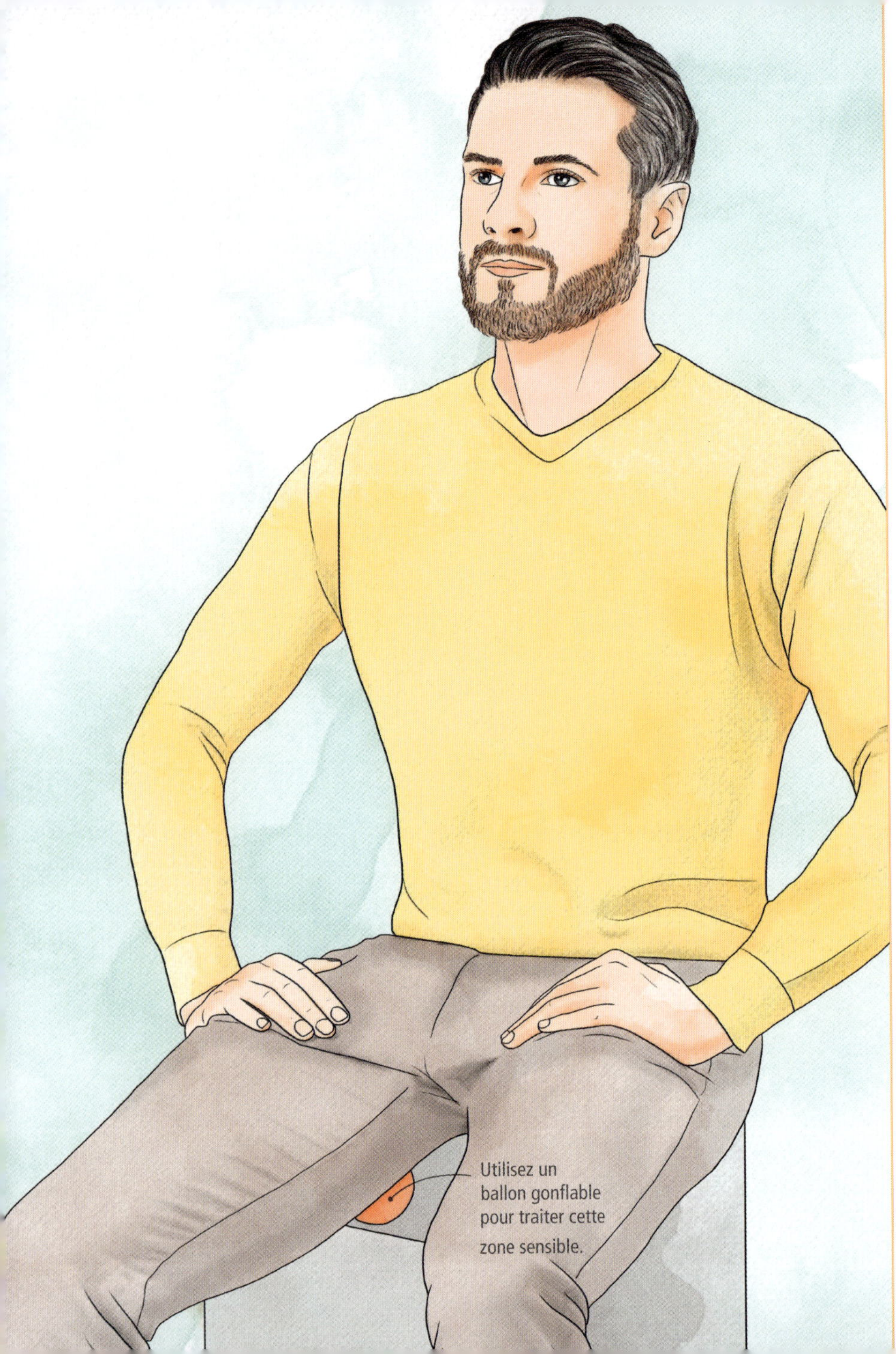
Utilisez un
ballon gonflable
pour traiter cette
zone sensible.

01

Allongez-vous au sol ou sur un lit et placez une balle sous l'avant ou le côté de votre cuisse. Vous pouvez aussi traiter cette zone en vous appuyant sur une balle contre un mur.

02

Laissez votre jambe se détendre sur la balle. Sur chaque point sensible, maintenez la pression pendant 90 secondes.

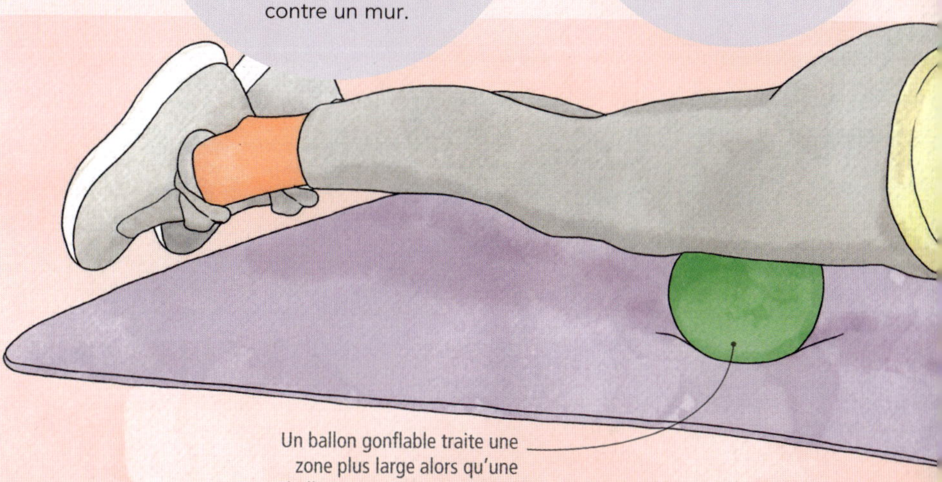

Un ballon gonflable traite une zone plus large alors qu'une balle à points trigger cible un endroit plus précis.

AVANT DE LA CUISSE

Les *quadriceps* sont un groupe de quatre muscles qui forment l'avant de la cuisse et passent devant l'articulation du genou. Des points trigger ici provoquent une douleur au-dessous de la rotule, qui peut vous empêcher de plier la jambe ou de faire flancher le genou. Cette douleur est souvent confondue avec une tendinite ou de l'arthrite.

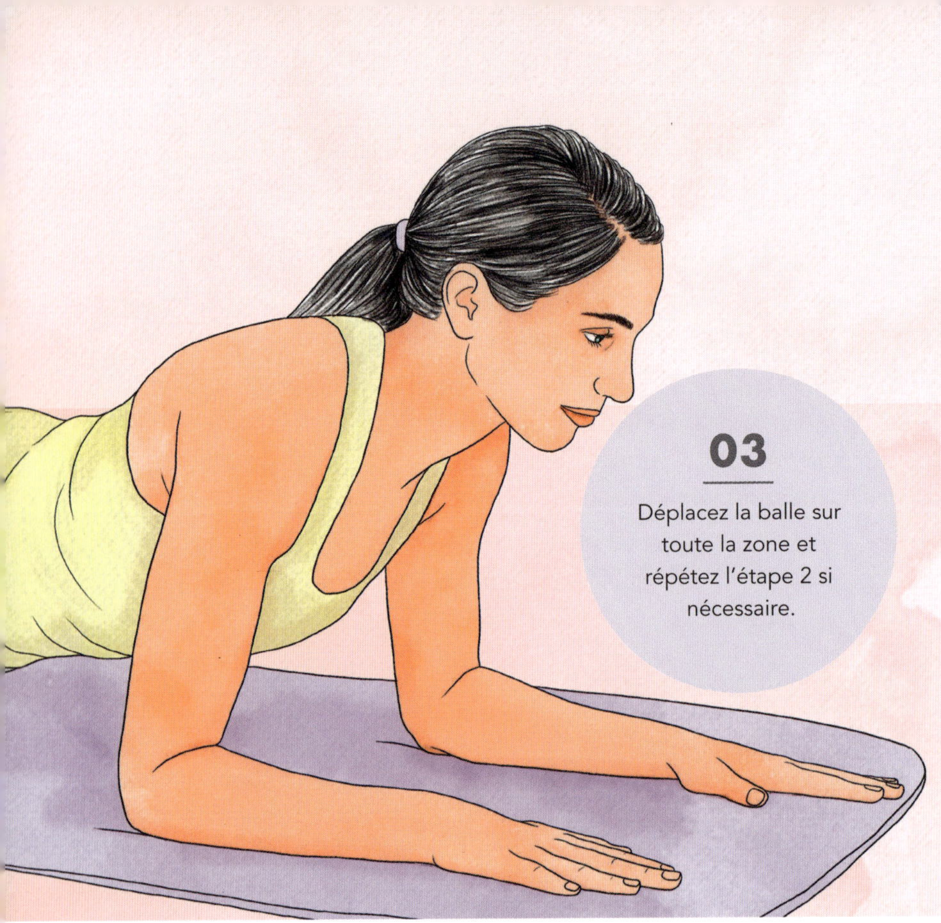

03

Déplacez la balle sur toute la zone et répétez l'étape 2 si nécessaire.

SCHÉMAS POSSIBLES DES DOULEURS

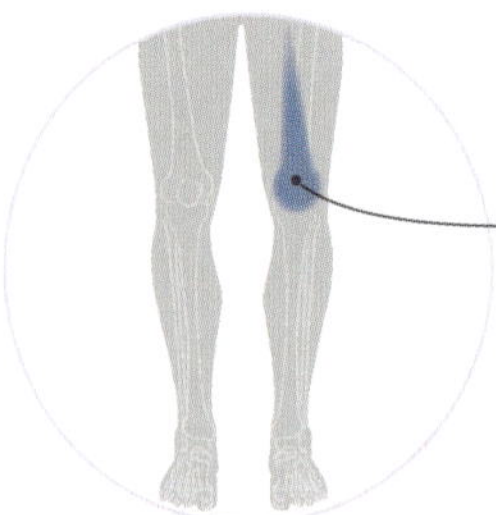

MUSCLES CONCERNÉS

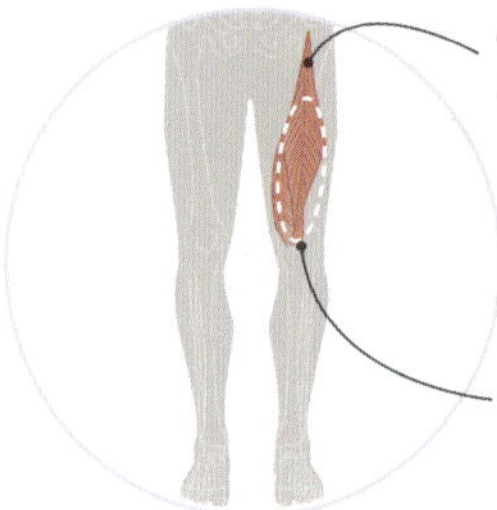

CÔTÉ DE LA HANCHE 2

Le *tenseur du fascia lata* (TFL) est un muscle du haut de la hanche qui s'attache à la *bandelette ilio-tibiale*, un tendon qui parcourt l'extérieur de la jambe jusqu'au genou. Les points trigger ici provoquent une douleur à la hanche et au genou et, quand le TFL est trop tendu, il contribue au syndrome de la *bandelette ilio-tibiale* ou syndrome de l'essuie-glace. Vous pouvez ressentir la douleur en vous allongeant sur le côté, en marchant ou en courant, bien que ces symptômes puissent aussi être générés par les *quadriceps* sur le devant la cuisse (voir pages 124-125).

SCHÉMAS POSSIBLES DES DOULEURS

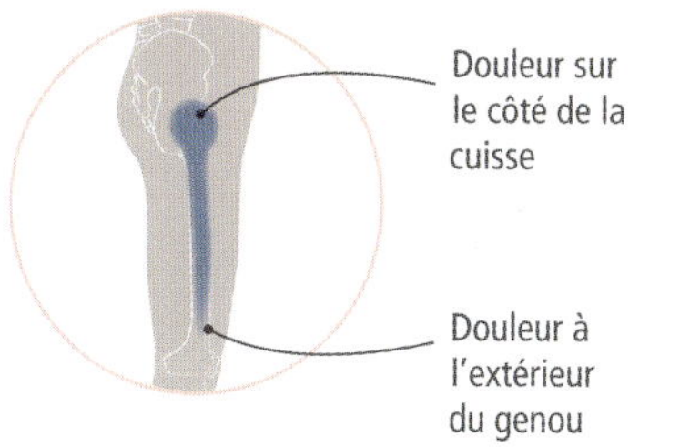

MUSCLES CONCERNÉS

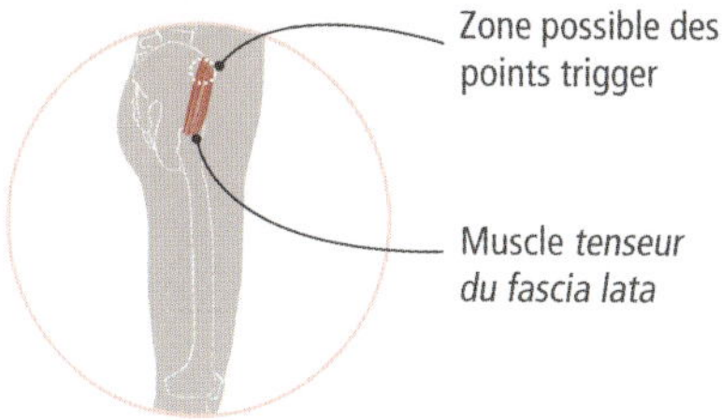

01

Localisez le TFL en cherchant le point osseux à l'avant de votre hanche. Déplacez-vous vers l'arrière pour trouver le muscle.

02

Placez un ballon gonflable sur la zone et appuyez-vous contre un mur ou allongez-vous au sol sur le ballon.

03

Laissez votre poids presser le ballon et appliquez la pression pendant 90 secondes. Déplacez le ballon et pressez sur chaque point sensible rencontré.

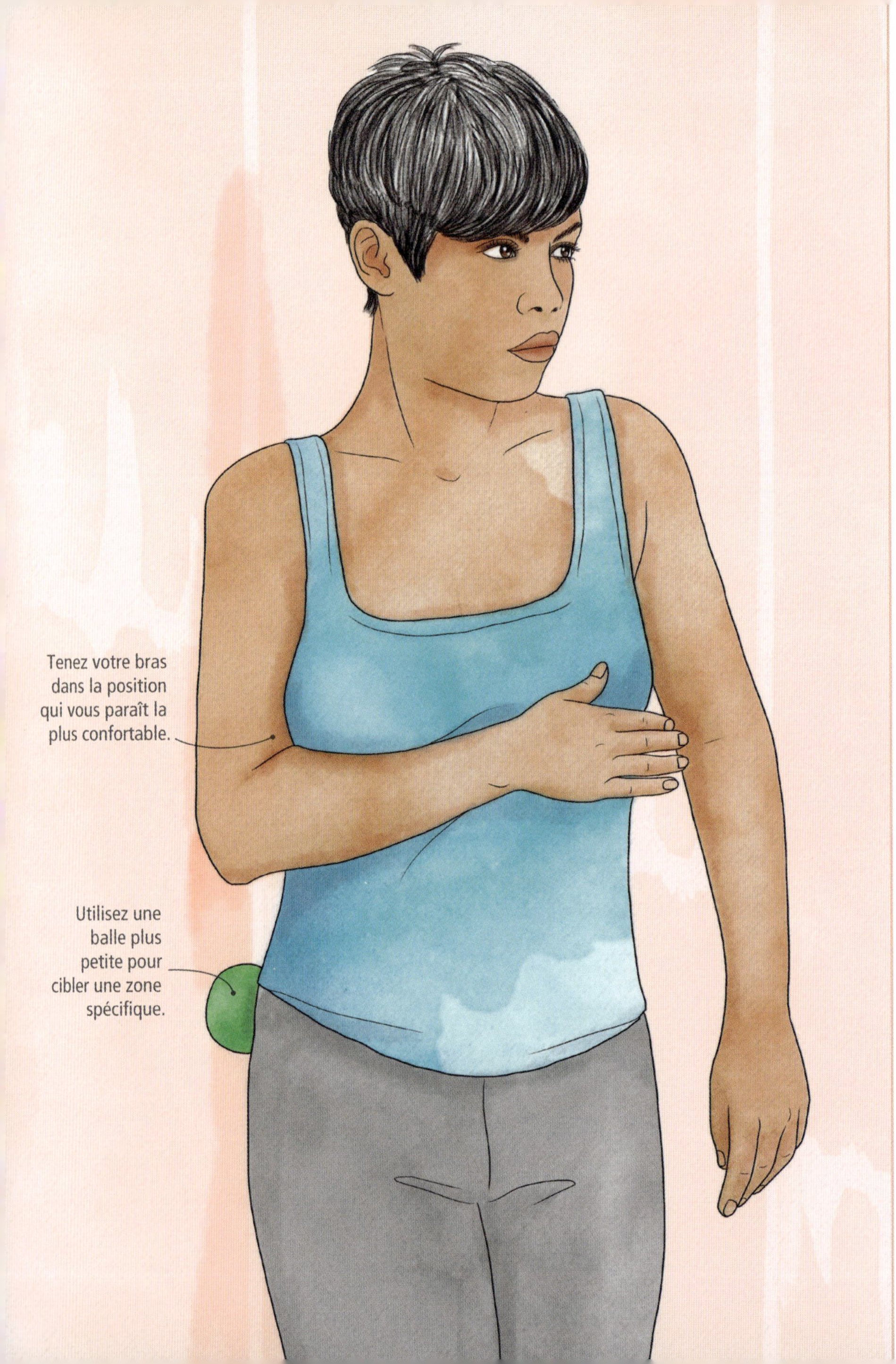
Tenez votre bras dans la position qui vous paraît la plus confortable.
Utilisez une balle plus petite pour cibler une zone spécifique.

MOLLET

Les mollets sont la zone du corps qui supporte la majeure partie de votre poids. Ils peuvent se crisper à la suite d'une série d'activités ou simplement à cause du port de talons hauts ou d'une position assise prolongée. En plus des problèmes aux mollets, les points trigger ici provoquent une douleur au pied, favorisant par exemple l'aponévrosite plantaire ou les douleurs lombaires.

SCHÉMAS POSSIBLES DES DOULEURS

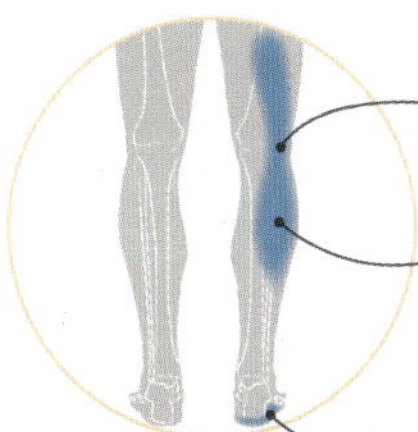

MUSCLES CONCERNÉS

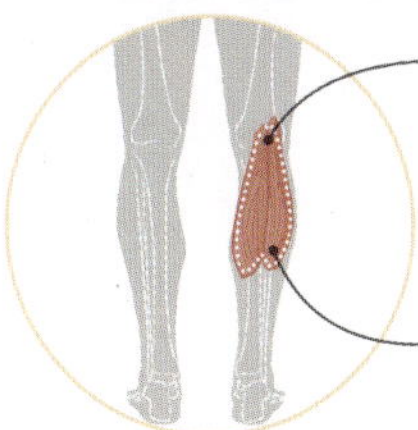

01

Utilisez un ballon gonflable pour traiter la zone. Pour une pression plus intense, prenez plutôt une balle à points trigger.

02

Asseyez-vous au sol avec le dos contre un mur ou contre un canapé. Placez la balle sous la partie haute de votre mollet et laissez votre jambe reposer dessus.

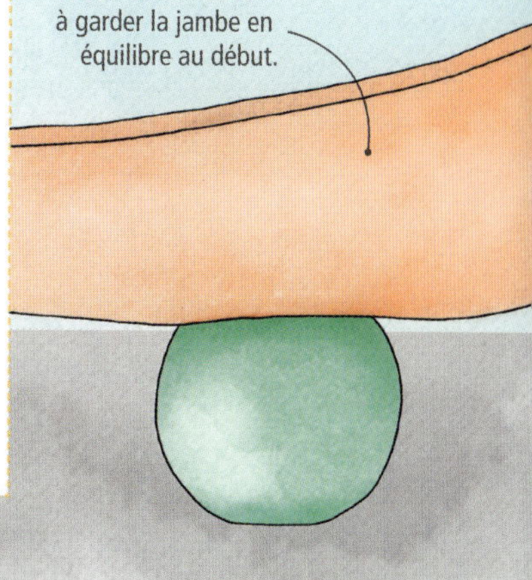

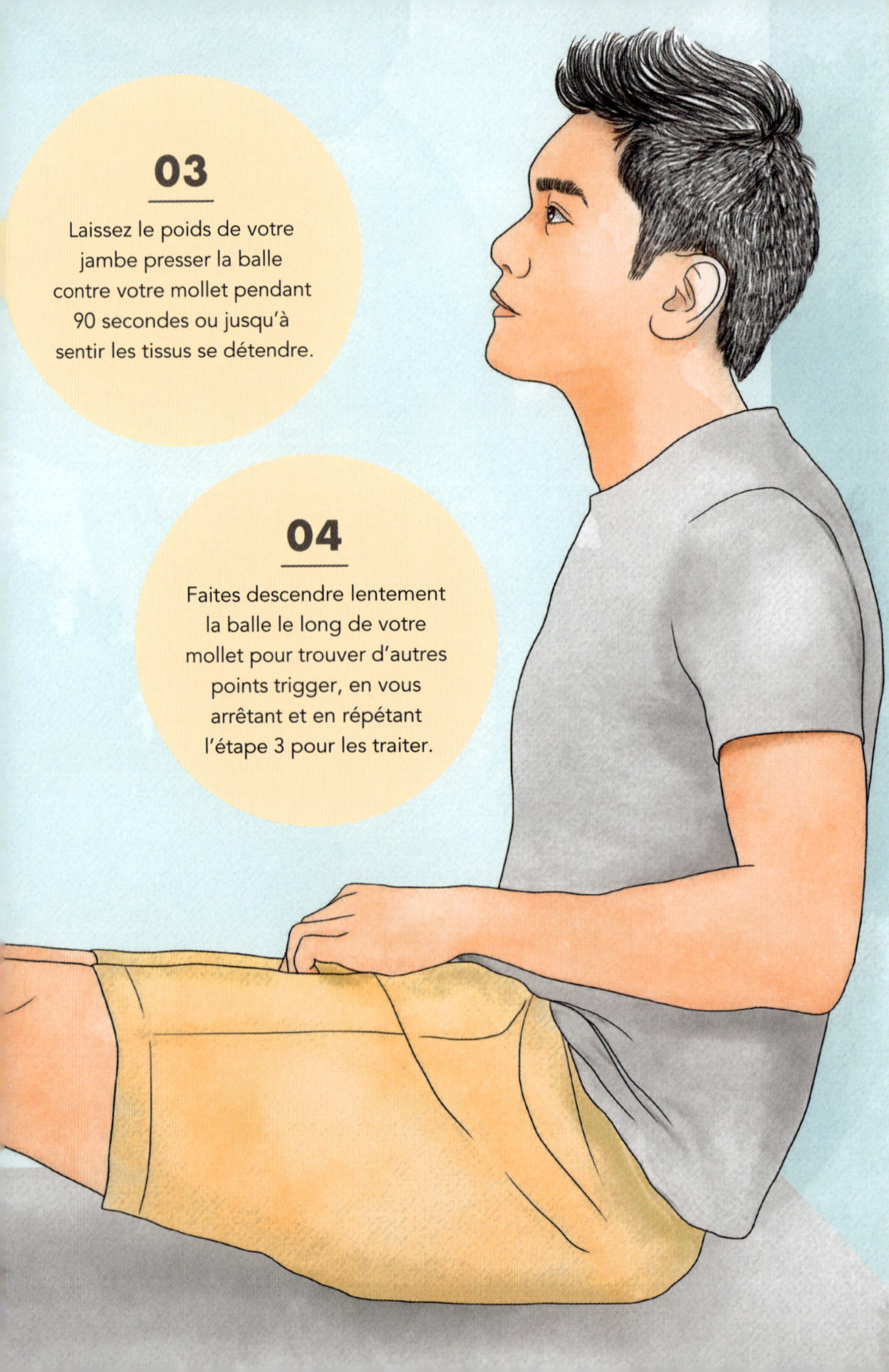

03

Laissez le poids de votre jambe presser la balle contre votre mollet pendant 90 secondes ou jusqu'à sentir les tissus se détendre.

04

Faites descendre lentement la balle le long de votre mollet pour trouver d'autres points trigger, en vous arrêtant et en répétant l'étape 3 pour les traiter.

CHEVILLES ET PIEDS

Les pieds agissent un peu comme des ressorts qui poussent les jambes à décoller du sol, et comme des amortisseurs quand ils se posent à terre. Les structures complexes qui supportent notre poids sont vulnérables à la douleur des points trigger dans les muscles et les tissus mous du bas des jambes, des chevilles et des pieds.

COMMENT SE DÉVELOPPENT LES POINTS TRIGGER ?

- Une sollicitation excessive des muscles peut créer des points trigger.
- Porter des talons hauts ou des chaussures trop serrées restreint les muscles.
- Des points trigger dans les hanches et le haut des jambes peuvent irradier la douleur dans les pieds.
- Une foulure endommage les ligaments de la cheville, ce qui crée de nouveaux points trigger.
- Des points trigger dans le bas de la jambe sont la cause de gonflements douloureux de la cheville.

SYMPTÔMES DUS AUX POINTS TRIGGER

- L'aponévrosite plantaire est une inflammation de la plante du pied qui rend douloureuses la marche et la position debout.
- Le « talon de gendarme » est une affection similaire où le talon devient douloureux.

ZONES DOULOUREUSES

L'emplacement et le type de douleur peuvent vous aider à identifier les meilleurs endroits où chercher les points trigger responsables.

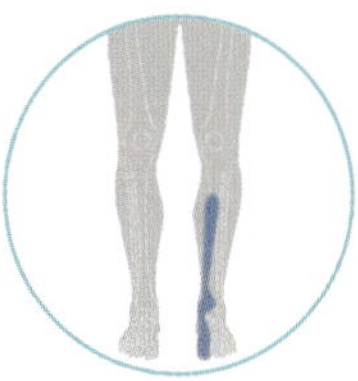

Points trigger possibles : TIBIA, pages 132-133

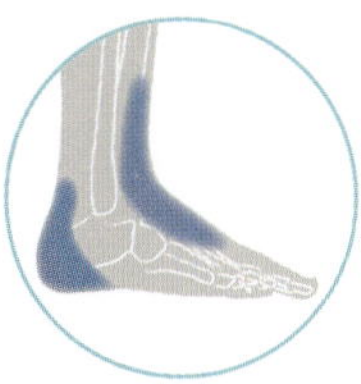

Points trigger possibles : CÔTÉ DU MOLLET, pages 134-135

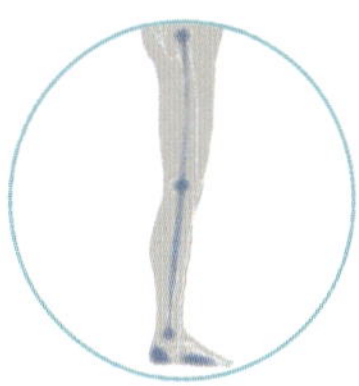

Points trigger possibles : PLANTE DU PIED, pages 136-137

Localisation des points trigger

Ces planches anatomiques vous aideront à localiser les points trigger susceptibles de provoquer une douleur dans les chevilles et les pieds.

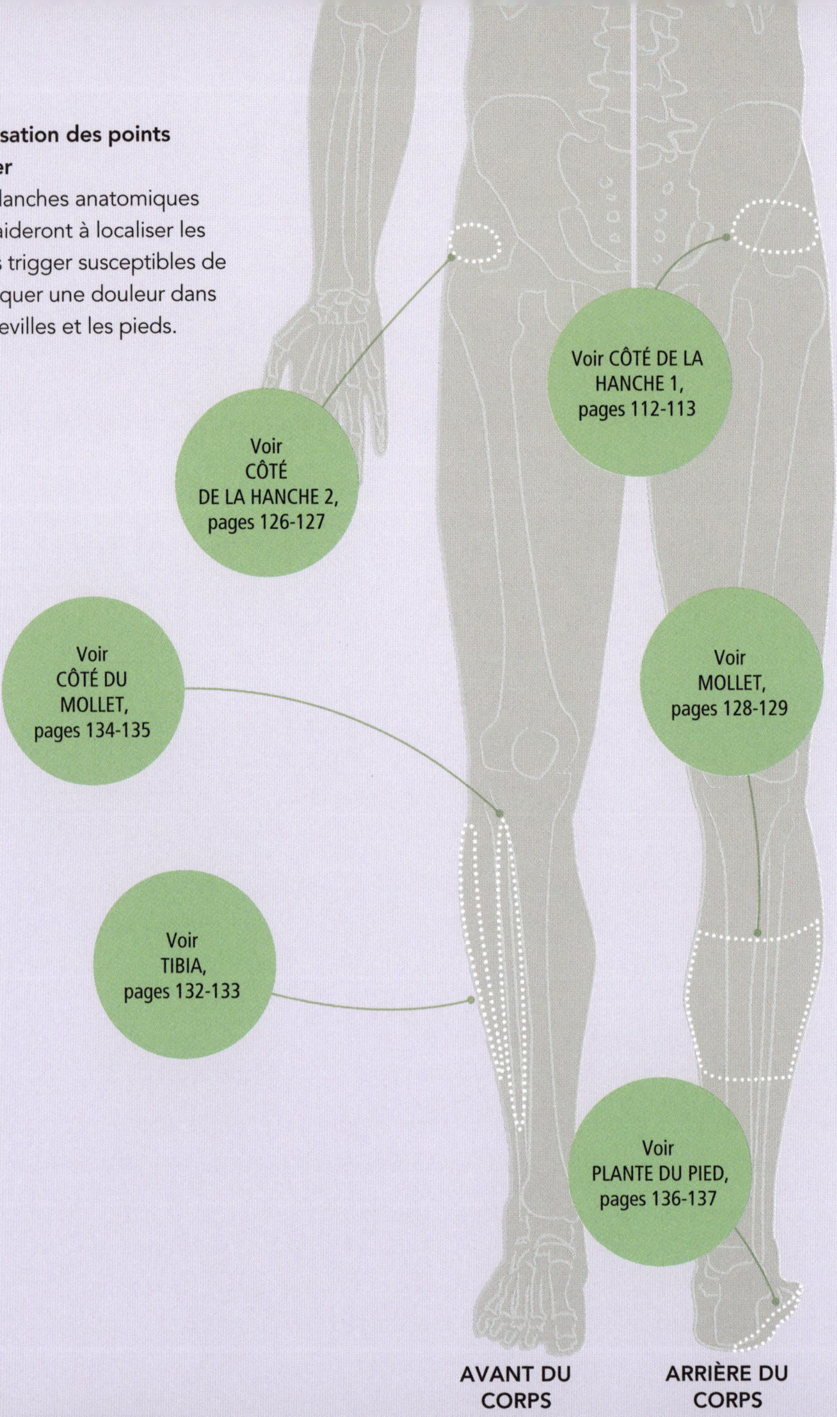

02

Allongez-vous sur le côté, soit au sol, soit sur un lit, la jambe douloureuse repliée.

03

Placez une balle en haut du muscle et laissez la jambe reposer dessus pendant 90 secondes ou jusqu'à sentir les tissus commencer à se détendre.

01

Localisez le muscle du tibia en palpant le long de l'extérieur de l'os. Si vous soulevez le pied, vous verrez son contour.

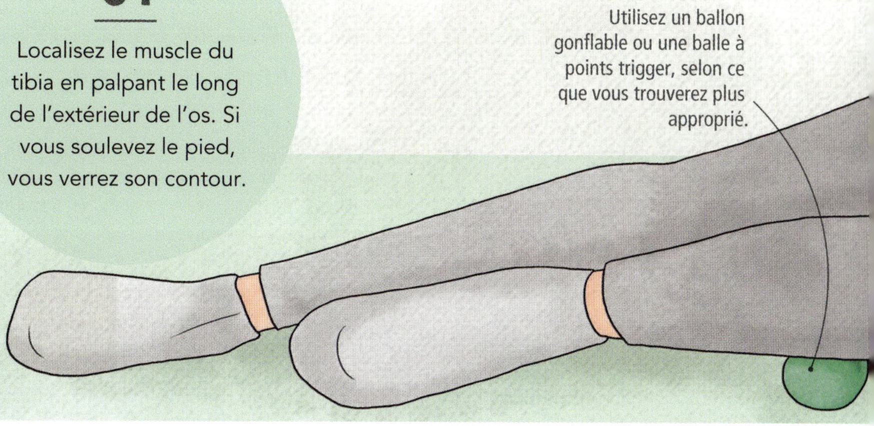
Utilisez un ballon gonflable ou une balle à points trigger, selon ce que vous trouverez plus approprié.

TIBIA

Le muscle du tibia s'étire sur l'extérieur du bas de la jambe et s'enroule autour du dessus du pied vers l'intérieur. Il est attaché à l'os de haut en bas. Quand ce muscle est trop tendu, il tire sur l'os et endolorit l'avant de la jambe. Des points trigger dans cette zone créent une douleur dans la cheville ou le gros orteil (parfois confondue avec la goutte). Le pied est alors douloureux à soulever pour marcher ou courir.

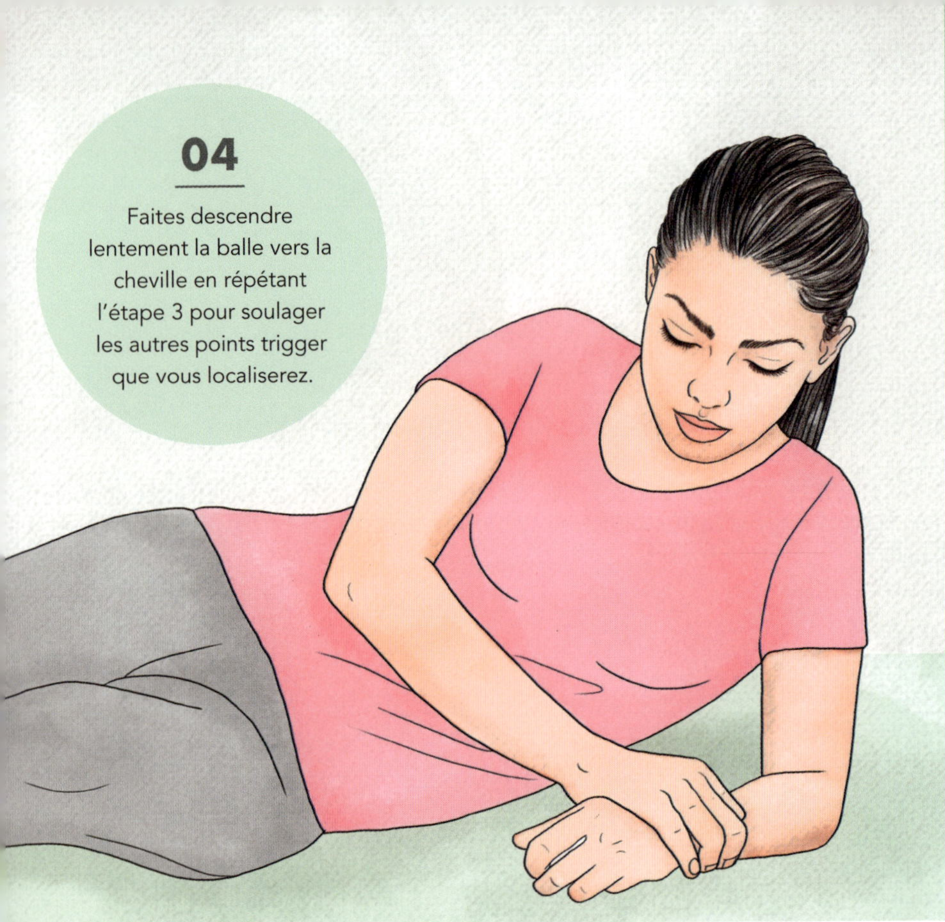
04
Faites descendre lentement la balle vers la cheville en répétant l'étape 3 pour soulager les autres points trigger que vous localiserez.

SCHÉMAS POSSIBLES DES DOULEURS

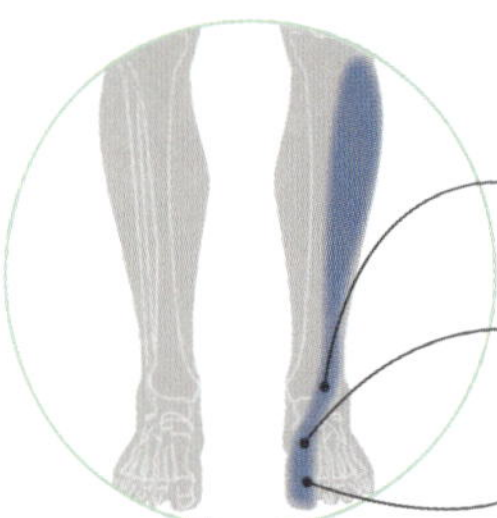

MUSCLES CONCERNÉS

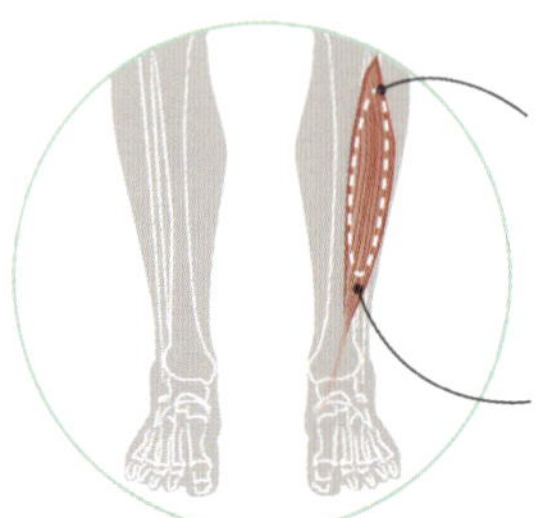

CÔTÉ DU MOLLET

Ce groupe de muscles suit la couture du pantalon sur l'extérieur du bas de la jambe pour aboutir à la cheville et aller s'enrouler sous le pied. Des points trigger ici créent une raideur et une douleur à l'extérieur de la cheville et sur le côté du pied. Ils peuvent aussi singer les symptômes de l'entorse, mais sans enfler, et ils affaiblissent la cheville.

01

Trouvez ce groupe de muscles en plaçant vos doigts sur l'extérieur du bas de votre jambe. Quand vous pivotez le pied vers l'extérieur, vous les sentez se contracter.

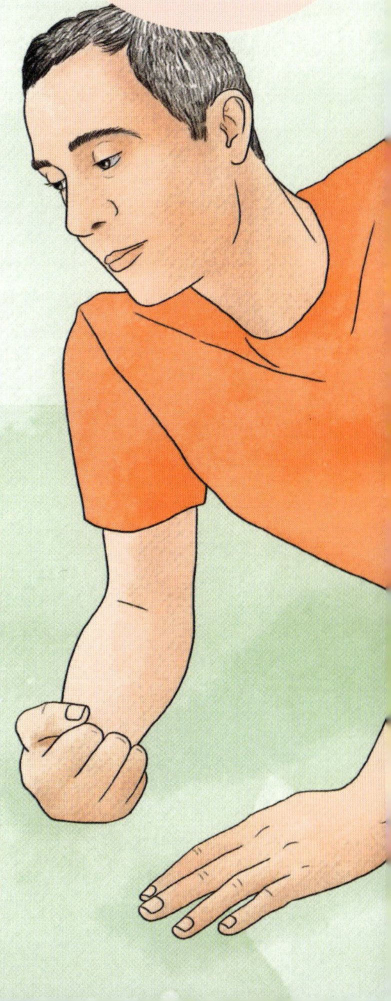

SCHÉMAS POSSIBLES DES DOULEURS

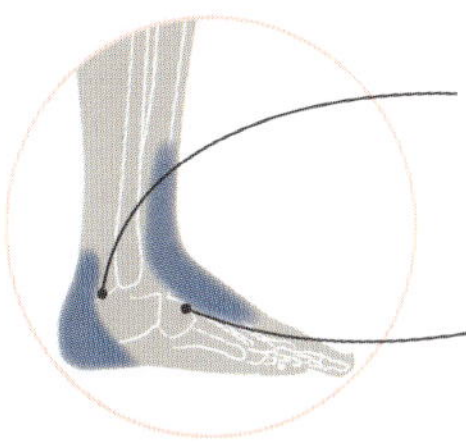

MUSCLES CONCERNÉS

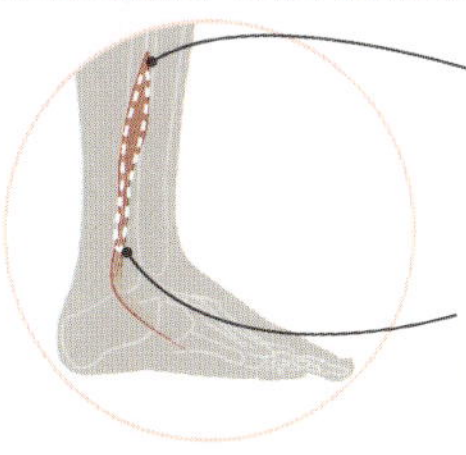

02

Allongez-vous sur le côté douloureux avec la jambe légèrement pliée.

03

Placez une balle en haut de la zone localisée. Laissez le poids de votre corps enfoncer la balle en douceur dans le muscle.

04

Attendez de sentir les tissus se détendre ou restez pendant un maximum de 90 secondes. Descendez progressivement la balle vers la cheville et traitez tous les points trigger rencontrés en répétant l'étape 3.

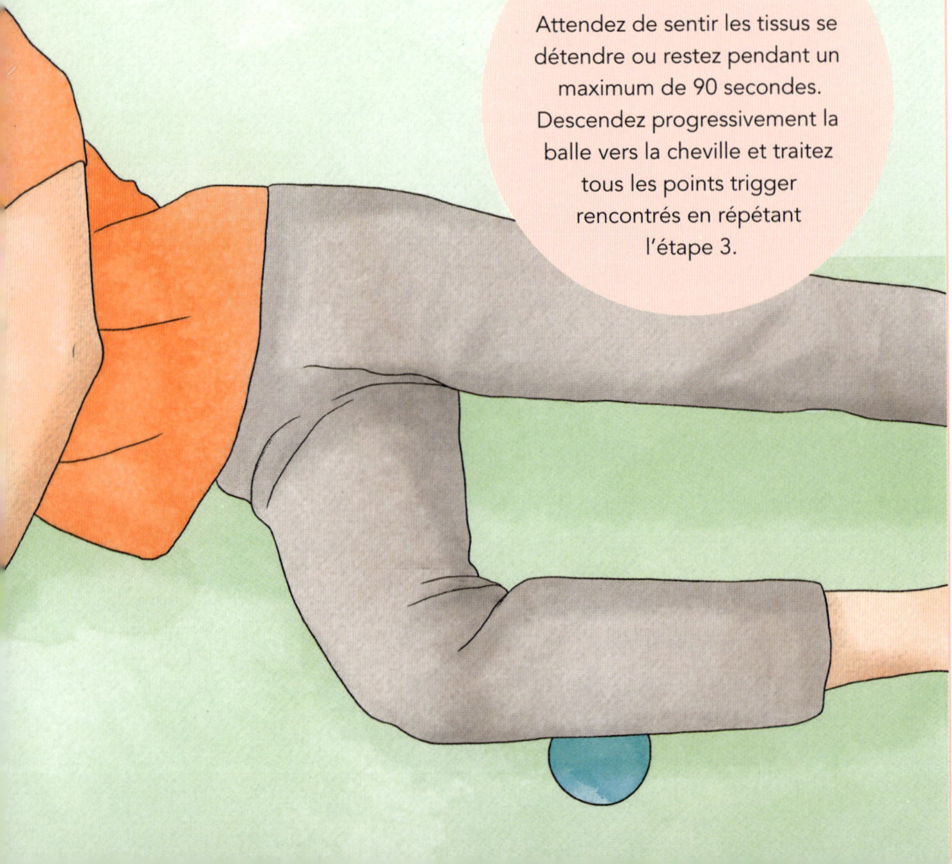

PLANTE DU PIED

Vos pieds sont votre base et tout votre corps pèse sur eux – une douleur aux pieds peut affecter de nombreuses autres parties du corps. Des points trigger peuvent se développer sous la plante des pieds à partir d'activités toutes simples comme la marche, la station debout prolongée ou le fait de porter des talons hauts. Ces points trigger occasionnent raideur, engourdissement et douleur au pied, à la cheville et sous la plante des pieds (appelée aussi aponévrosite plantaire). Ils participent également aux problèmes de cheville, de genoux et de hanches.

SCHÉMAS POSSIBLES DES DOULEURS

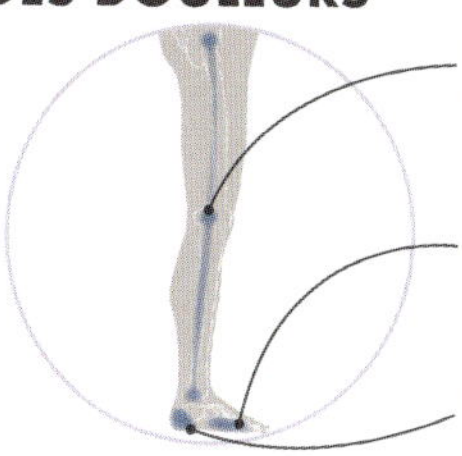

MUSCLES CONCERNÉS

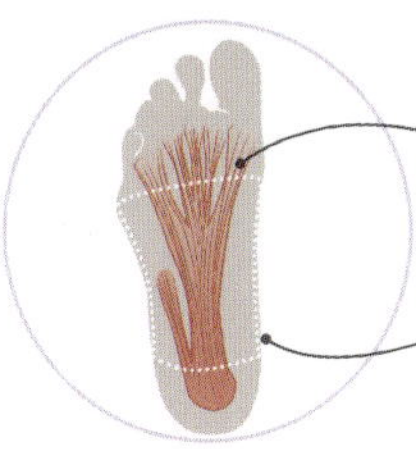

01

Tenez-vous pieds nus, assis ou debout.

02

Placez un ballon gonflable sous la plante de votre pied douloureux. Roulez lentement votre pied sur le ballon.

03

Arrêtez-vous sur chaque point sensible et laissez votre poids appuyer sur le ballon pendant 90 secondes.

04

Répétez l'étape 3 sur chaque point douloureux rencontré.

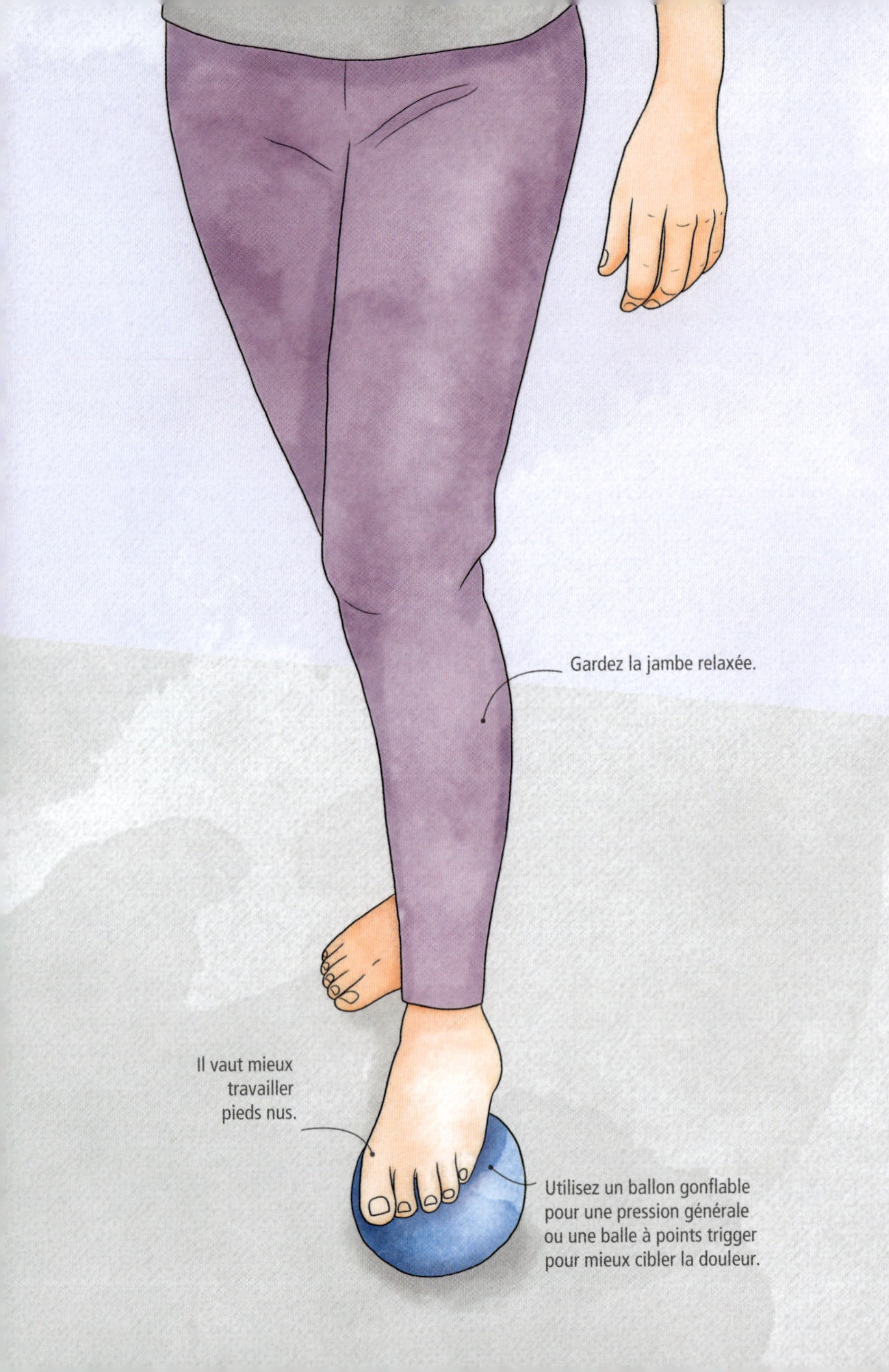
Gardez la jambe relaxée.
Il vaut mieux travailler pieds nus.
Utilisez un ballon gonflable pour une pression générale ou une balle à points trigger pour mieux cibler la douleur.

SOURCES

La compréhension des points trigger va de pair avec celle des fascias – le principal tissu conjonctif du corps. Il existe de nombreuses ressources pour le thérapeute. Pour les lecteurs qui souhaitent en savoir plus, mais sans approfondir l'anatomie et la physiologie à l'instar des professionnels, voici quelques suggestions utiles :

LECTURES

Soulagez vos douleurs par les trigger points
Clair Davies (Éditions Thierry Souccar, 2014).
Un guide caractéristique approfondi pour soulager la douleur par un autotraitement.

Living Pain Free : Healing Chronic Pain with Myofascial Release
Amanda Oswald (Lotus Publishing, 2017).
Un guide de soins personnels qui explique clairement et simplement la relation entre les fascias et la douleur chronique. Il comprend des techniques faciles, des étirements et des exercices d'automassage qui constituent un complément idéal à l'ouvrage. Disponible sous forme de livre, d'édition Kindle et de programme vidéo en ligne.

VIDÉOS EN LIGNE

Jean-Claude Guimberteau

Un chirurgien de la main qui filme les fascias dans le corps vivant. Ses vidéos fascinantes aident à comprendre les interconnexions du corps et comment les restrictions et les points trigger dans une zone affectent d'autres parties du corps. Les extraits sont facilement consultables sur YouTube et accessibles en tapant son nom.

MATÉRIEL

Les balles à points trigger et ballons gonflables montrés dans ce livre sont disponibles en ligne, sur Amazon par exemple.
D'autres outils pour traiter les points trigger sont également proposés en ligne.

THÉRAPEUTES

La thérapie des points trigger est disponible chez certains masseurs et thérapeutes corporels. Ceux qui ont une compréhension des fascias et du relâchement myofascial offrent une approche holistique de votre douleur.

itmp.fr/formations/trigger-points
centretherapieglobale.com
brusselschiropractic.be/fr/traitement/therapie-trigger-points/

INDEX

Les entrées en **gras** indiquent les traitements spécifiques des points trigger.

A

B

C

D

E

F

G

H

I

J

L

M

N

O

P

À PROPOS DE L'AUTEURE

Amanda Oswald est une spécialiste britannique des points trigger et du relâchement myofascial qui a passé les onze dernières années à travailler auprès de personnes souffrant de douleurs chroniques complexes. Elle gère la Pain Care Clinic qui possède des établissements dans plusieurs villes du Royaume-Uni, y compris dans la prestigieuse Harley Street de Londres. Grâce à des techniques modernes de travail corporel et à l'hypnothérapie cognitive, elle a développé une approche holistique du soin de la douleur chronique, particulièrement en encourageant ses patients à s'aider eux-mêmes par l'utilisation de techniques simples. Elle est l'auteur du guide d'automassage *Living Pain Free : Healing Chronic Pain with Myofascial Release.*
À côté de son travail de thérapeute, Amanda anime des ateliers pour enseigner aux gens à se soigner eux-mêmes. Elle propose aussi une formation pratique sur le relâchement myofascial pour les thérapeutes.

REMERCIEMENTS

J'aimerais remercier tous ceux qui m'ont aidée sur mon parcours pour mieux comprendre la douleur chronique et les manières de la soigner. J'aimerais particulièrement remercier tous mes patients. Chacun d'entre eux m'a appris quelque chose sur les connexions entre la douleur et le monde fascinant des points trigger et des fascias. Mes enseignants ont été nombreux au fil des années et j'aimerais vous dire merci – vous m'avez inspirée et aidée à créer un vaste réseau de connaissances. Un merci particulier à Kahn Priestley qui a continué à m'apporter son soutien indéfectible et à nourrir ma tendance à digresser.

ATTENTION

Bien que les informations contenues dans ce livre aient fait l'objet d'une recherche méticuleuse, l'éditeur et l'auteur ne sont pas habilités à fournir des conseils de santé aux lecteurs individuels. Ni l'auteur ni l'éditeur ne peuvent donc endosser une quelconque responsabilité d'une blessure ou d'un problème subi par les lecteurs en conséquence de leur adoption des suggestions ou des informations de ce livre.
Si vous avez un problème de santé quelconque, consultez votre médecin avant d'entreprendre le moindre exercice décrit dans ce livre. L'information qu'il contient ne peut remplacer un jugement sain et une bonne prise de décision quand il s'agit de réduire le risque de blessure,
et c'est à vous de faire attention.
N'essayez pas de poser votre propre diagnostic ni de traiter seul des problèmes sérieux sans avoir consulté au préalable un médecin professionnel. Cherchez toujours un avis médical si les problèmes persistent. Si vous prenez des médicaments sur prescription, consultez votre praticien avant d'entamer une thérapie alternative.

DK | Penguin Random House

Responsables de publication Lesley Malkin, Rona Skene
Chefs designers Mandy Earey, Collette Sadler
Designers Sadie Thomas, Philippa Nash
Assistante de rédaction Kiron Gill
Illustratrice Fortuna Todisco
Directrice de la création Heather Blagden
Maquettiste Luca Bazzoli
Designer de la couverture Amy Cox
Responsable de la couverture Lucy Philpott
Responsable de la création Sonia Charbonnier
Éditrice Dawn Henderson
Directrice artistique Marianne Markham
Directrice artistique junior Maxine Pedliham
Directrice de publication Mary-Clare Jerram

contact@editions-medicis.fr
www.dervy-medicis.fr

ISBN : 978-2-85327-699-3

Titre original :
The Little Self-Care Collection: Trigger Points
© 2019, Dorling Kindersley Limited
80 Strand, Londres WC2R 0RL Royaume-Uni,
A Penguin Random House Company

Traduit de l'anglais par Marie-Noëlle Antolin

SOMMAIRE

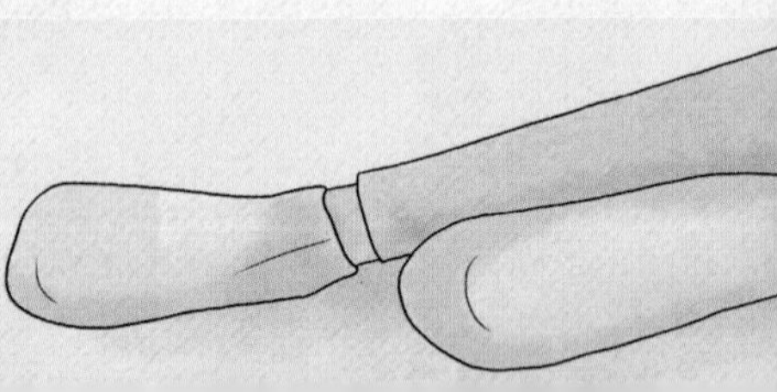

AMANDA OSWALD

PETIT GUIDE DE L'AUTOGUÉRISON

LES POINTS TRIGGER

UTILISEZ LE POUVOIR DU TOUCHER
POUR ÉLIMINER VOS DOULEURS MUSCULAIRES

Éditions
Médicis

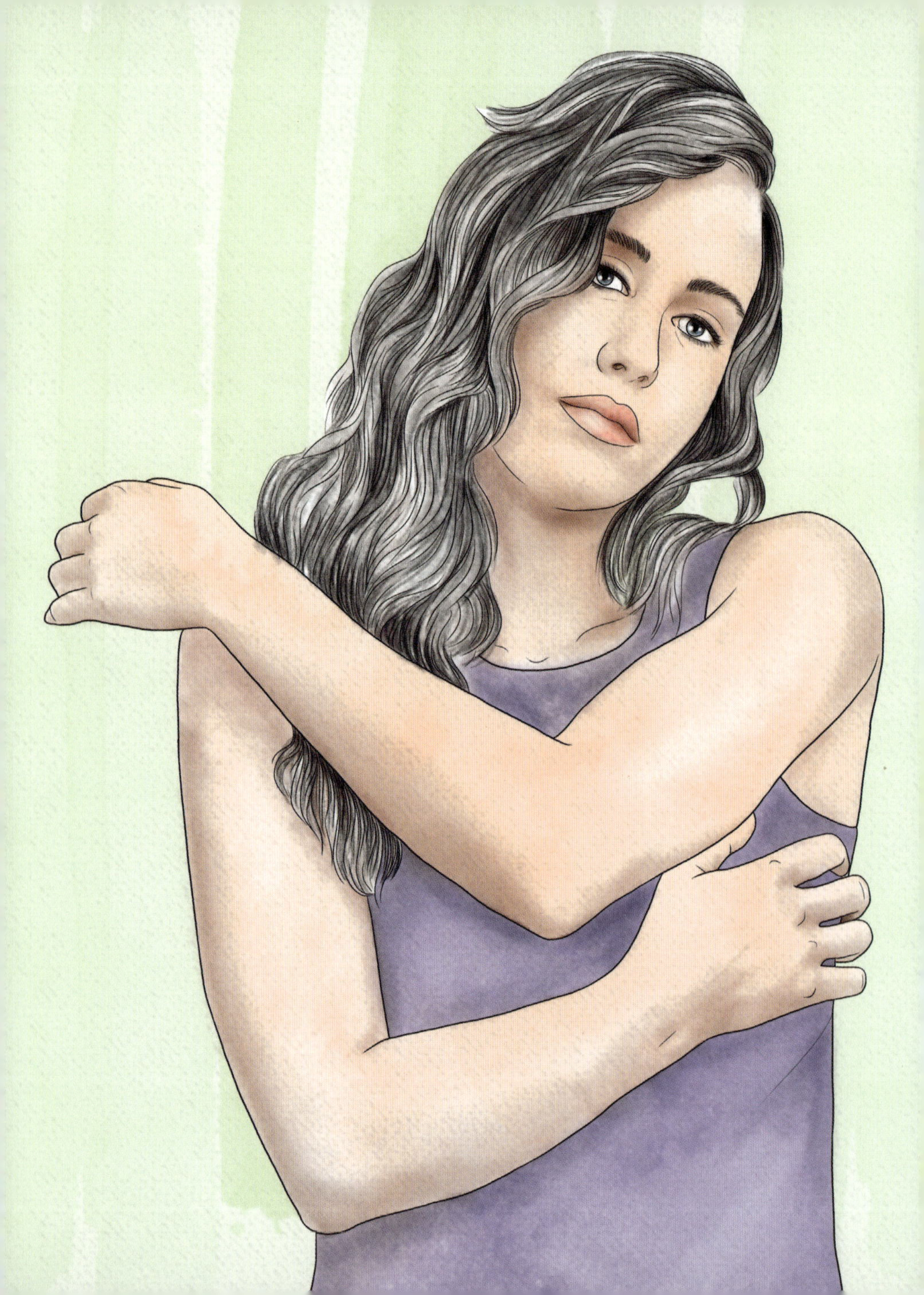

PETIT GUIDE DE L'AUTOGUÉRISON

LES POINTS TRIGGER